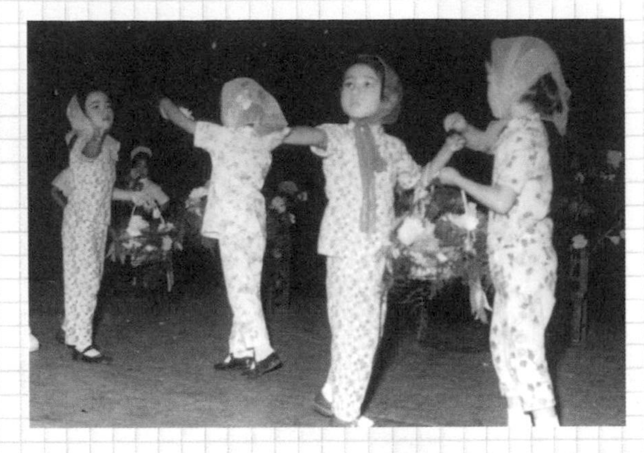
兒時愛跳舞的小善欣

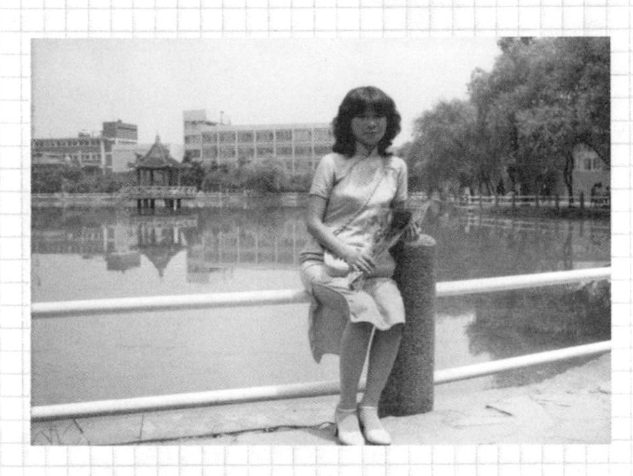
大學畢業典禮當天，攝於台大醉月湖畔

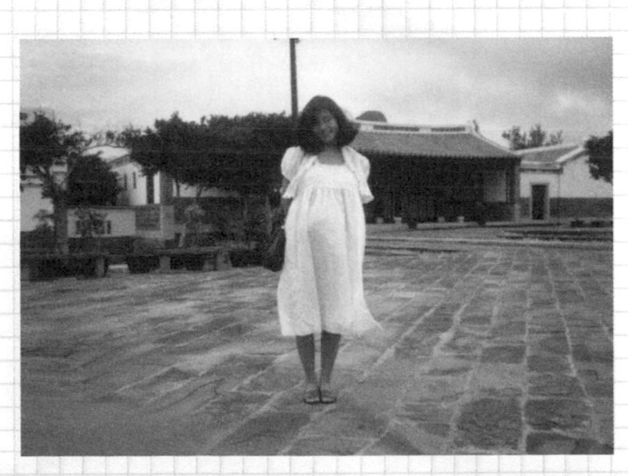
過動大兒子還在娘胎中

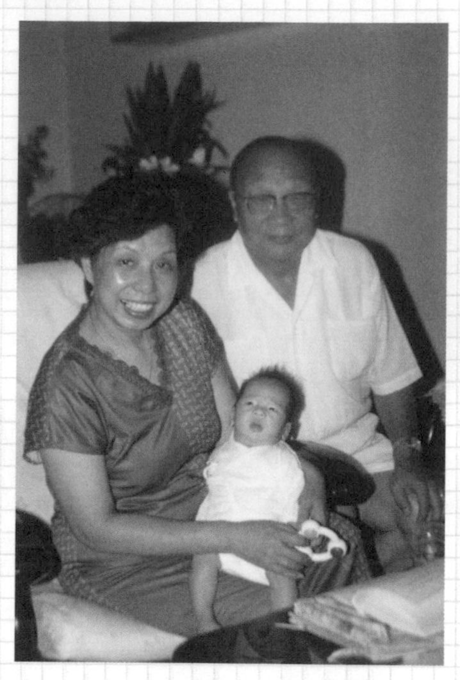

善欣的父母親和他們的第一個外孫

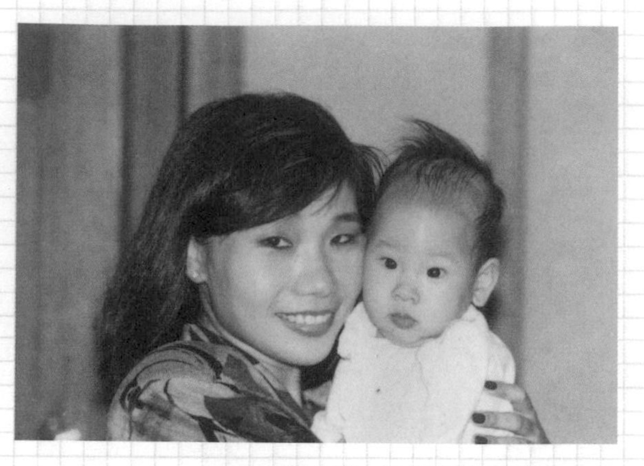

白天上班，晚上照顧不睡覺的 baby

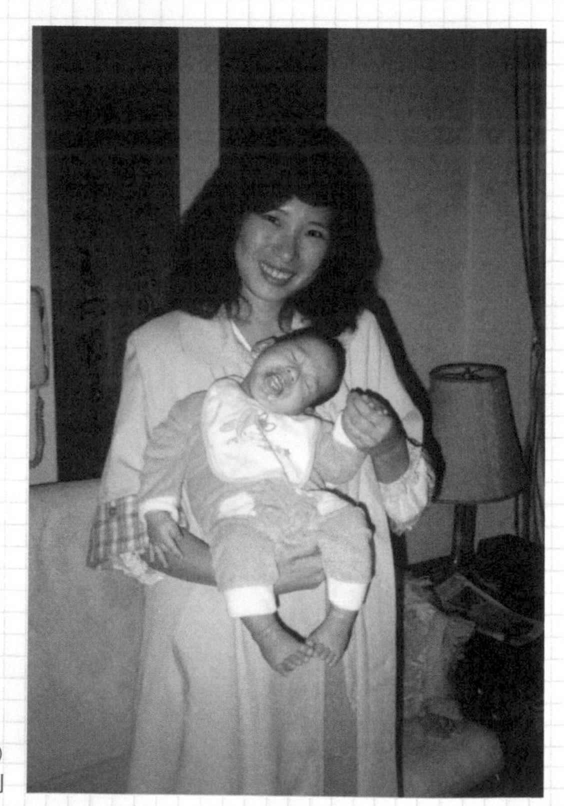

姨媽媽（善欣的姐姐）
加入輪班照顧的行列

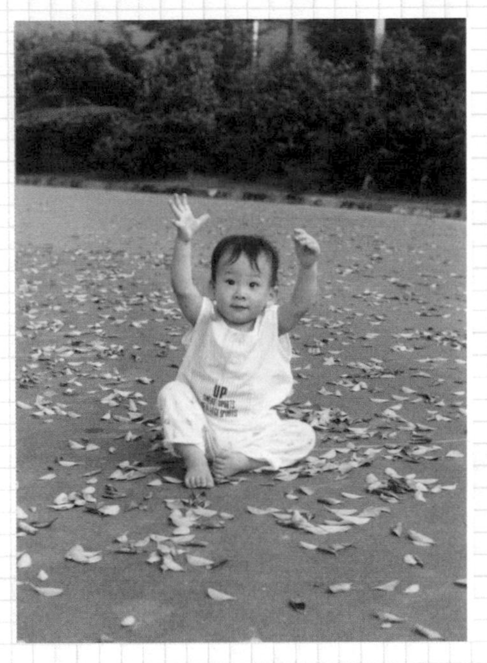

大兒子在台大校園椰林大道上

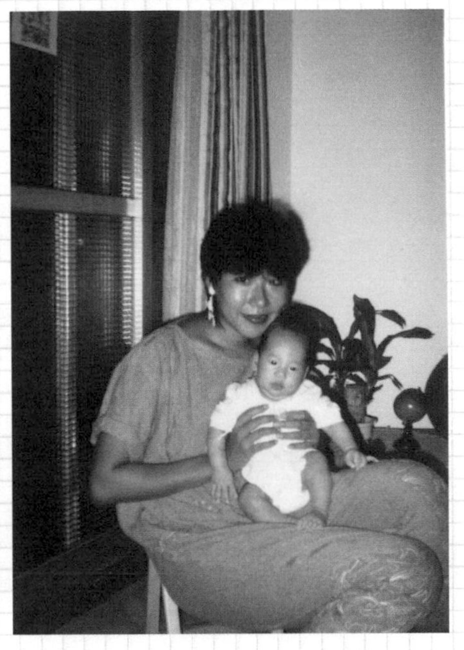

小阿姨（善欣的妹妹）抱抱

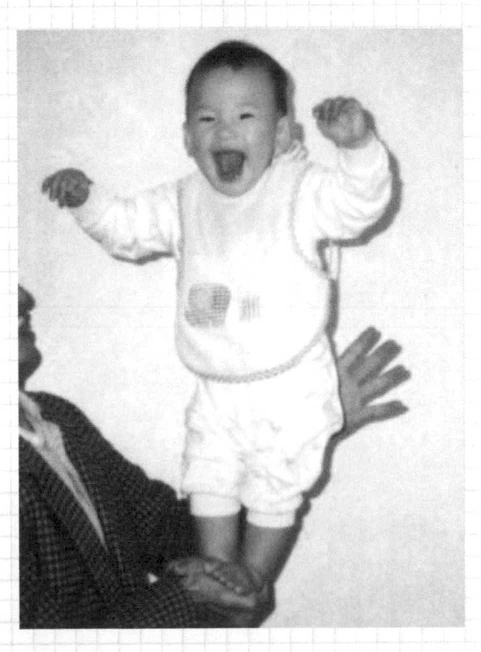

大兒子站在爸爸的手掌
上從不腳軟，興奮極了

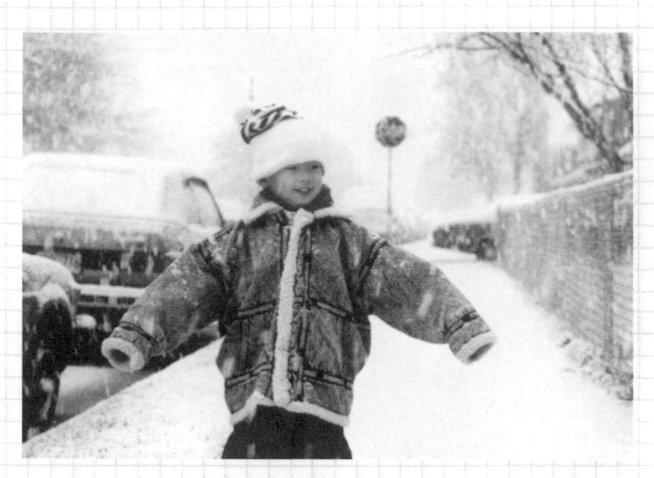

大兒子冬天時喜歡玩雪

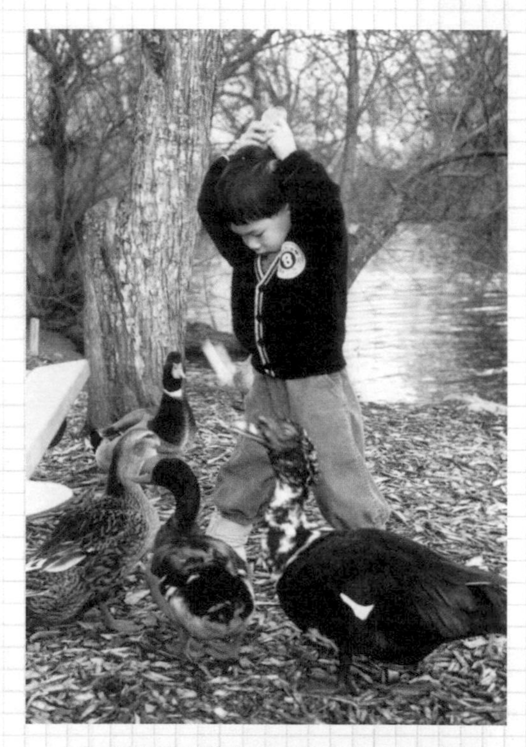

大兒子常到谷心鎮（Corvallis, Oregon）的湖邊
餵鴨鴨，大家搶著吃吐司，比誰的手腳快

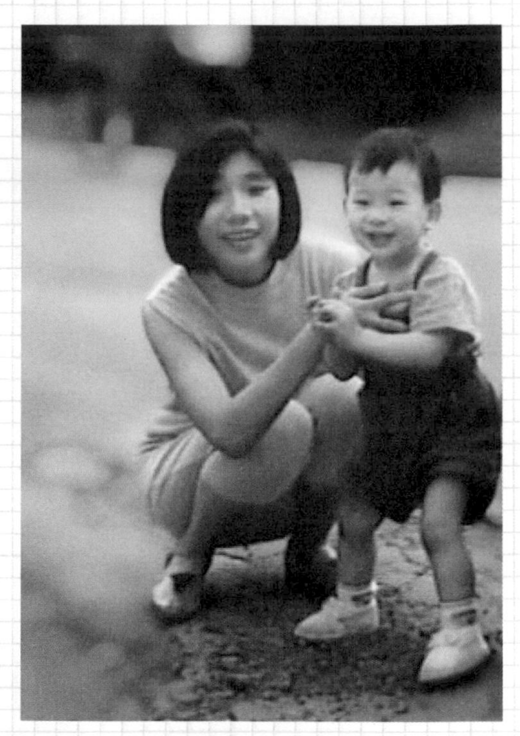

母子倆在台大校園

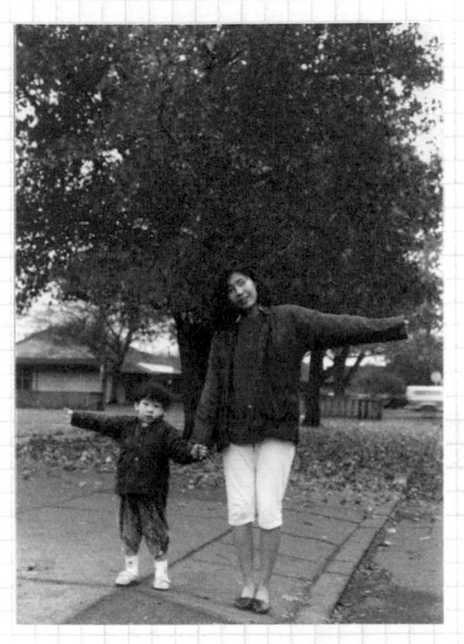

秋天楓紅，在美國谷心鎮家門前

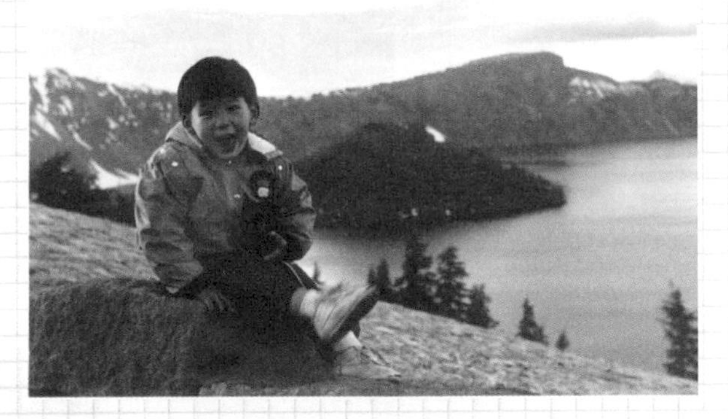

奧勒岡魁特湖（Crater Lake, Oregon）
是以深藍色的高透明湖水聞名的火山口湖

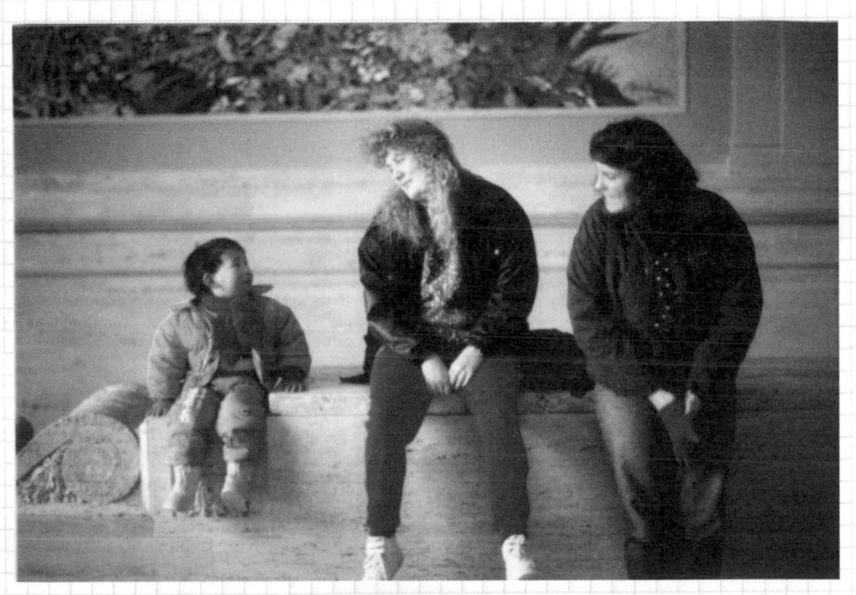

攝於奧勒岡州立大學
（Oregon State University）校園

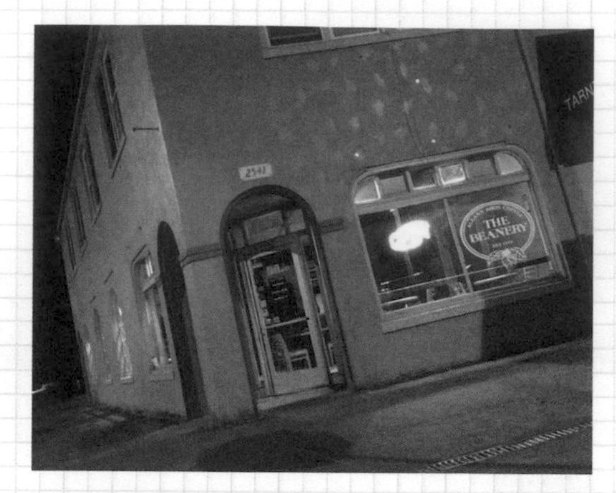

那天傍晚，校園旁 The Beanery Coffee Shop 前，
小兒子趕著出世

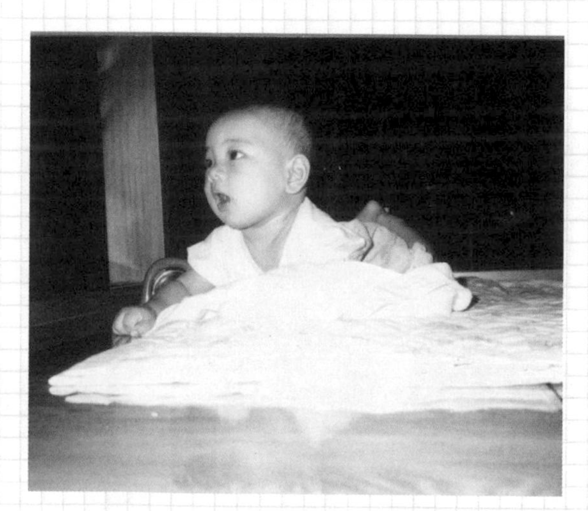

因早產而提早出世的弟弟

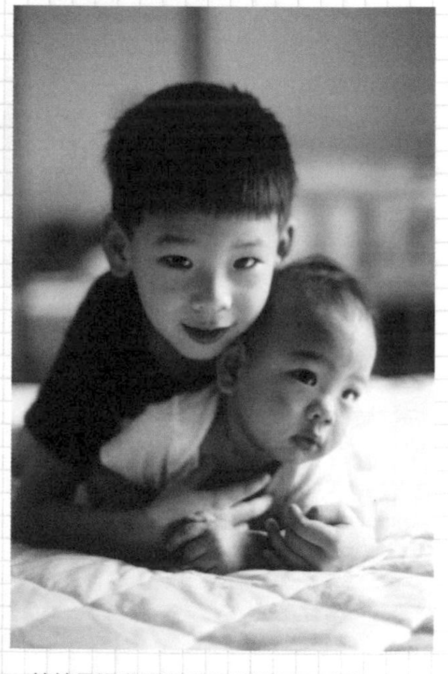

弟弟是過動哥見過全世界最可愛的 baby

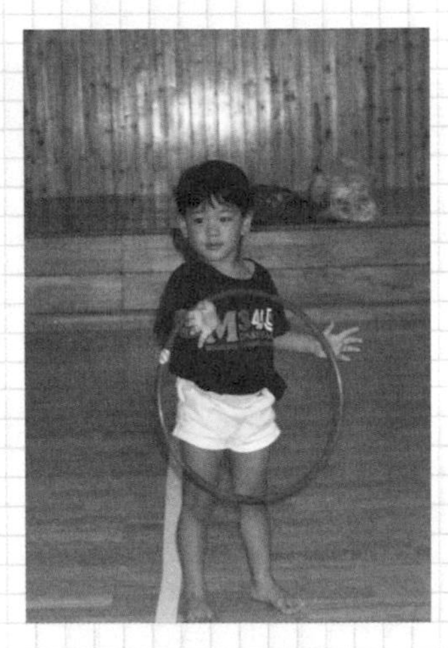

弟弟該靜的時候靜，
該動的時候動

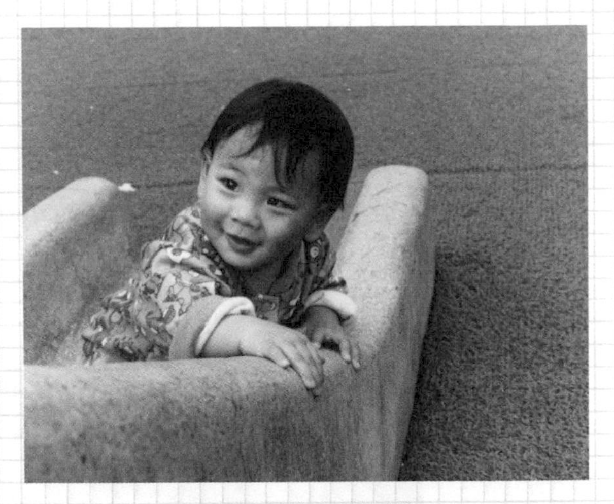

可愛的弟弟愛玩溜滑梯

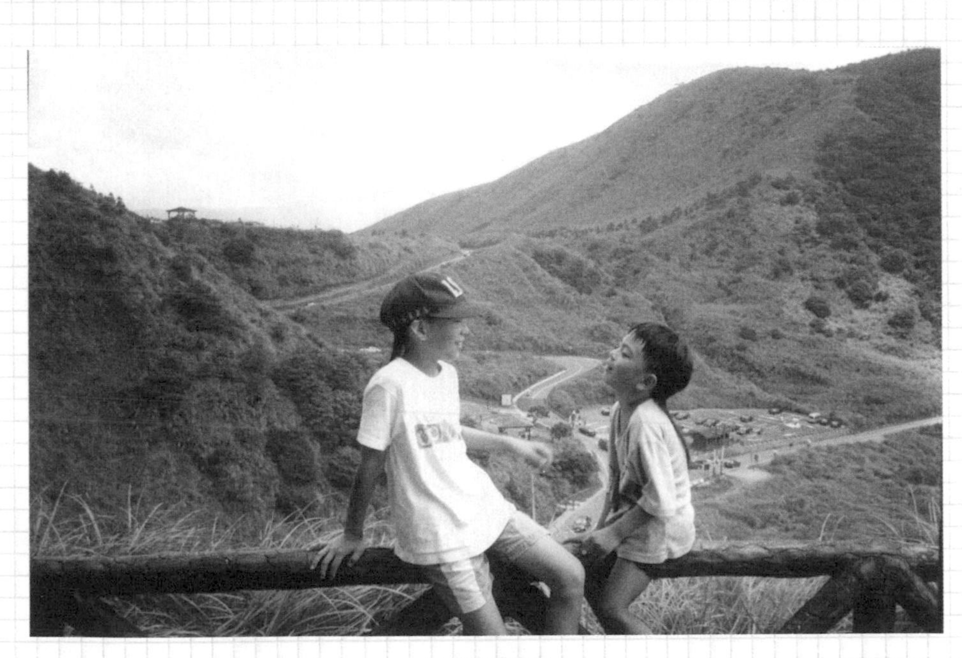

兄弟倆感情好

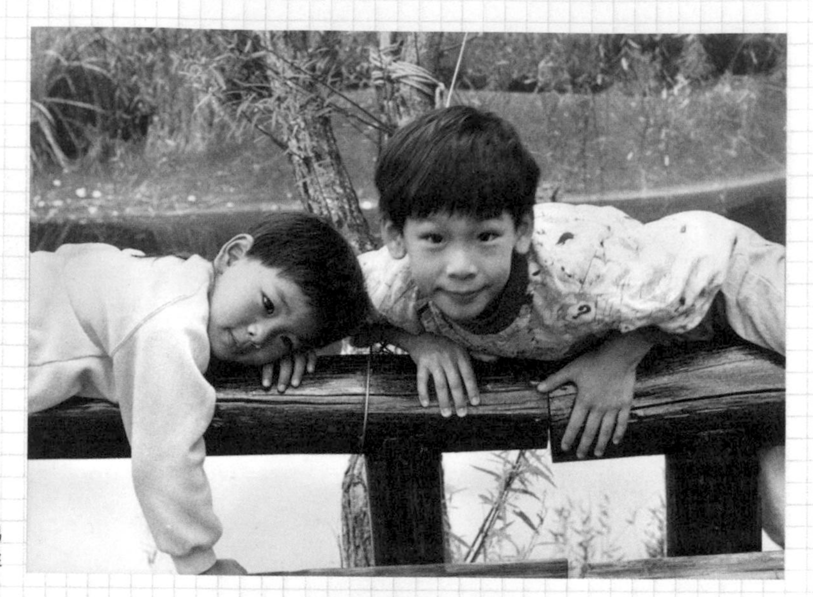

過動哥和弟弟
是最好的玩伴

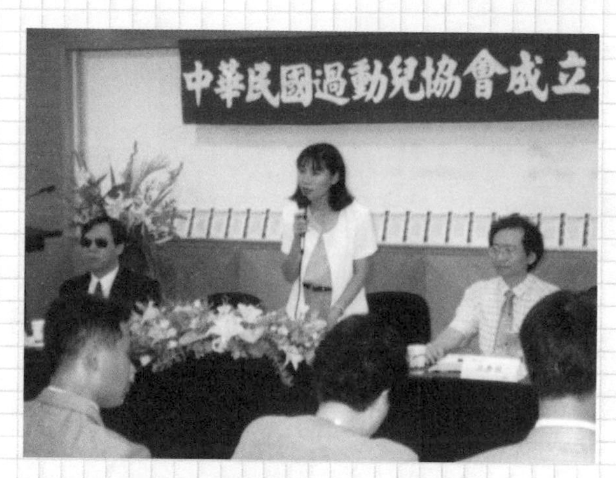

1996 年中華民國過動兒協會成立大會

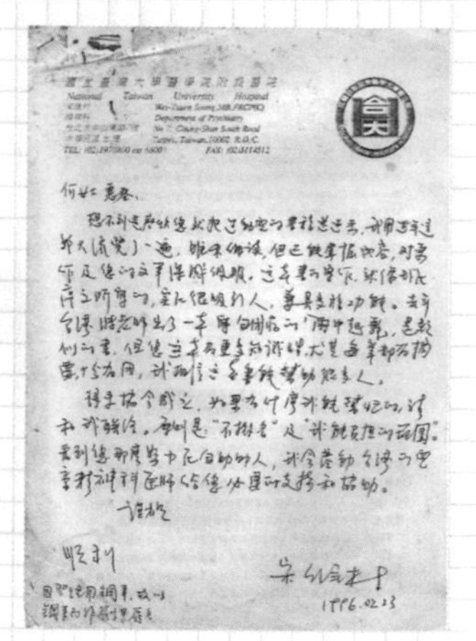

National Taiwan University Hospital

Department of Psychiatry

Taipei, Taiwan, 10002, R.O.C.

1996.02.13

台大宋維村醫師
親筆寫信鼓勵善欣

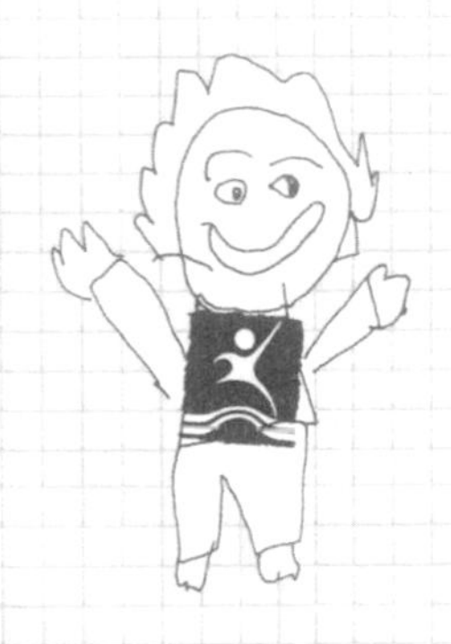

過動兒協會推廣文宣封面 logo
是弟弟畫的過動兒

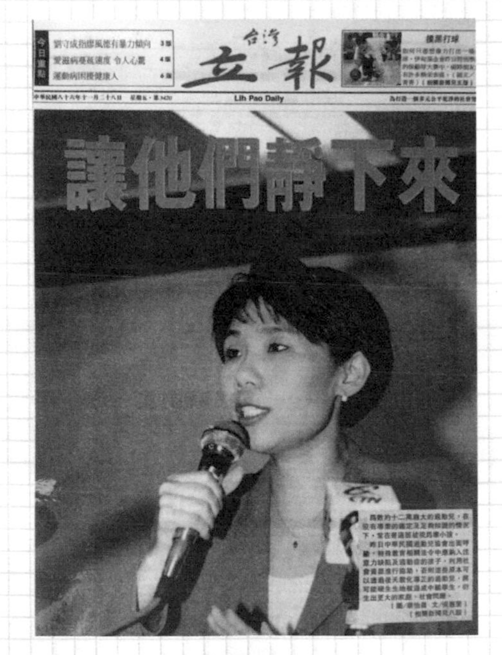

台灣 立報

Lih Pao Daily

愛滋病蔓延速度 令人心驚 4版

運動病困擾健康人 6版

讓他們靜下來

立報報導過動兒協會成立：
「讓他們靜下來」

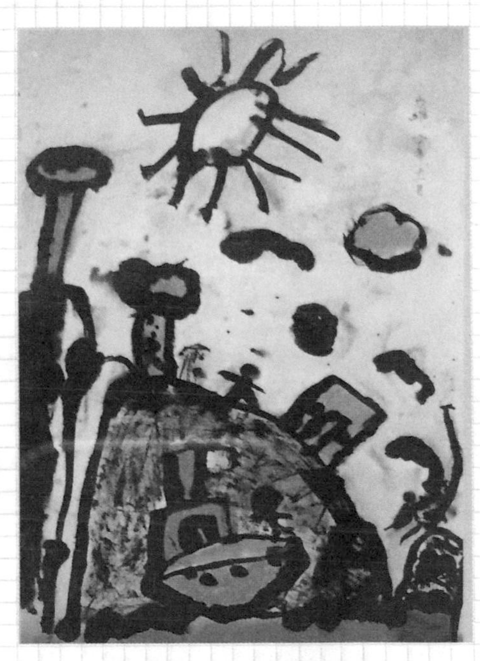

協會義賣過動兒的畫作月曆，
這張是過動哥畫的

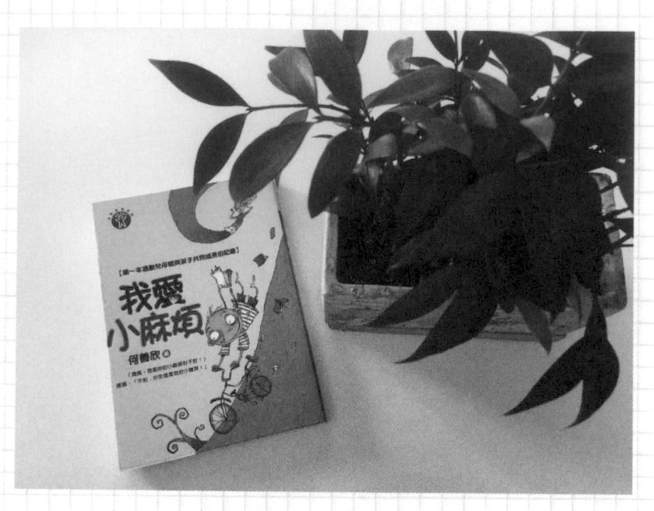

《我愛小麻煩》於 2000 年出版

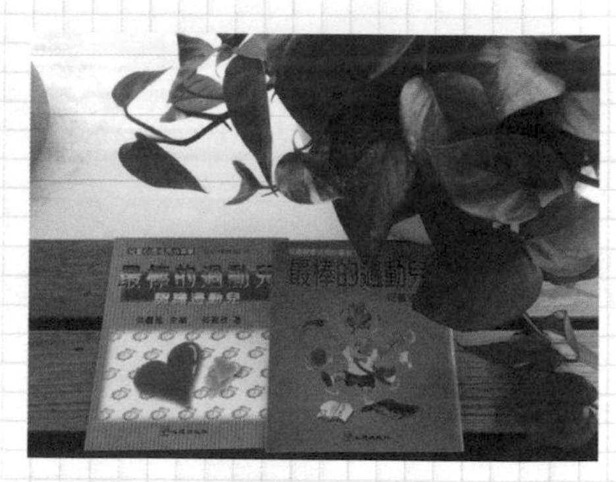

善欣寫的第一本童書《最棒的過動兒》，由心理出版社出版（1997 年）

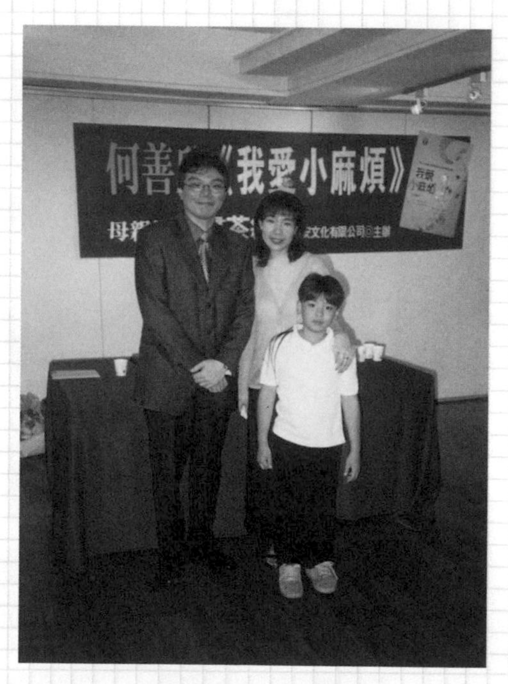

《我愛小麻煩》新書發表會上，小兒子代表過動哥出席，與平安文化發行人平雲合影

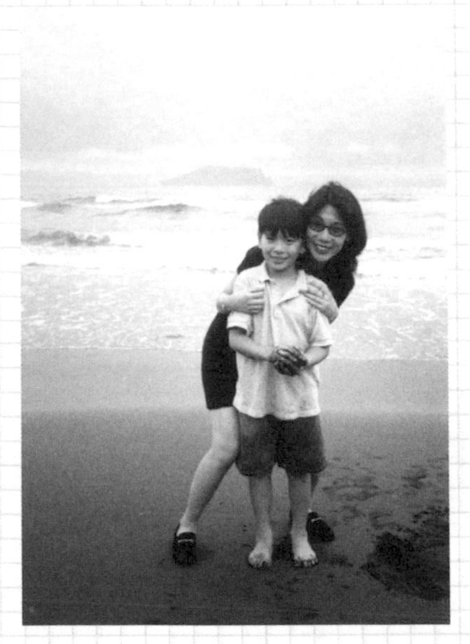

吃得好、睡得好的小兒子，
從小就圓嘟嘟的

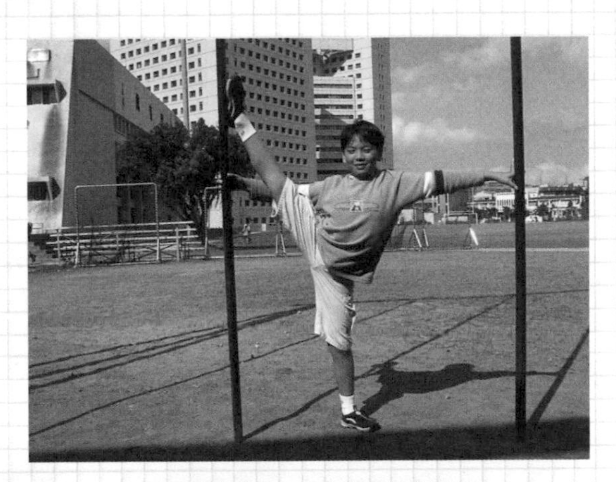

剛開始學跳舞，沒有腰線的小兒子

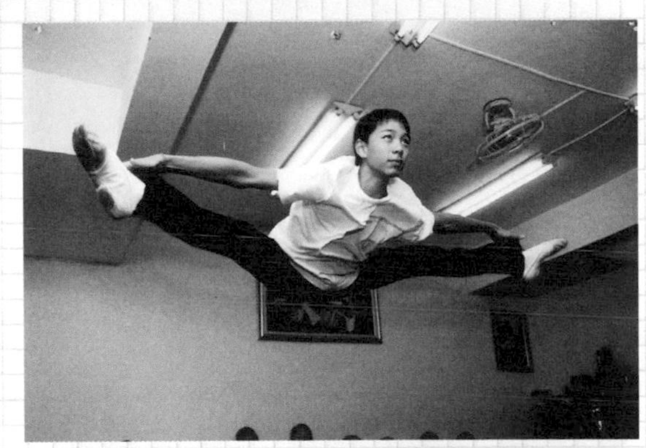

小兒子練舞的情形：雙飛燕

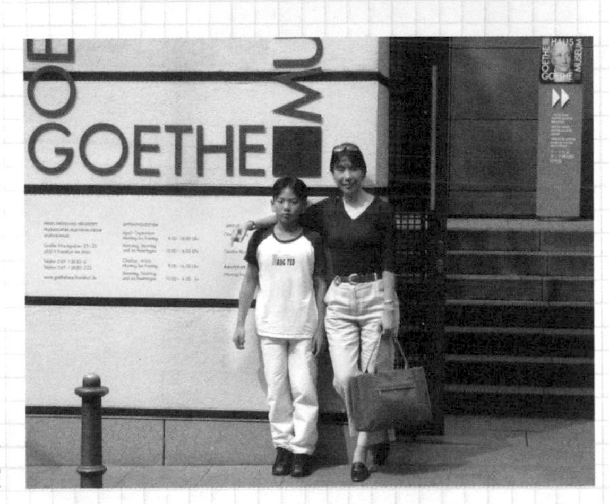

2002 年，善欣陪著小兒子
跟舞團一起到德國公演

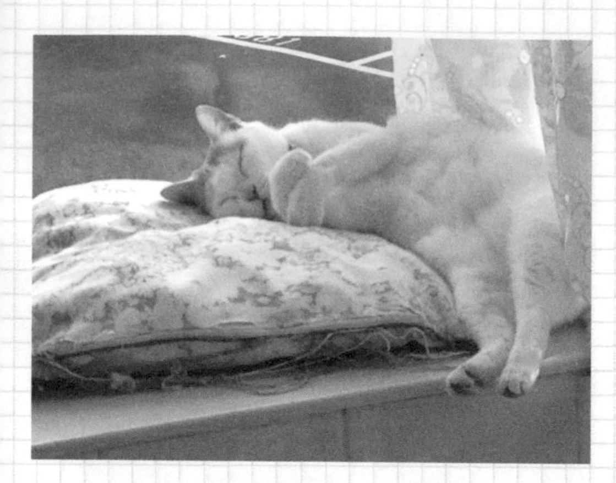

小妮子最喜歡在窗台上曬太陽

愛貓小妮子叼著貓抓板

小妮子開飯囉

妳走後
沒有喵喵聲叫我們起床
回家少了妳思念的吶喊
再也沒有掃不完的貓毛
與重到不行的貓沙飼料
妳是個小天使
在我們最需要的時刻
下凡陪伴我們
現在妳任務達成了
被上帝接回天堂了
小妮子，謝謝妳 :)
2013/10/25 上午 小妮子離開。
2013/10/27 下午 小妮子火化。

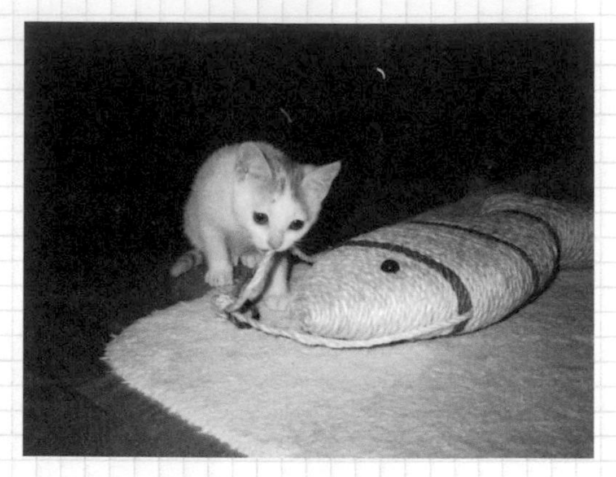

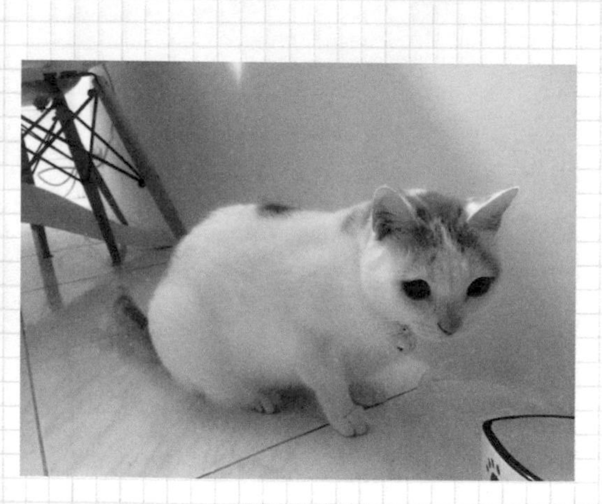

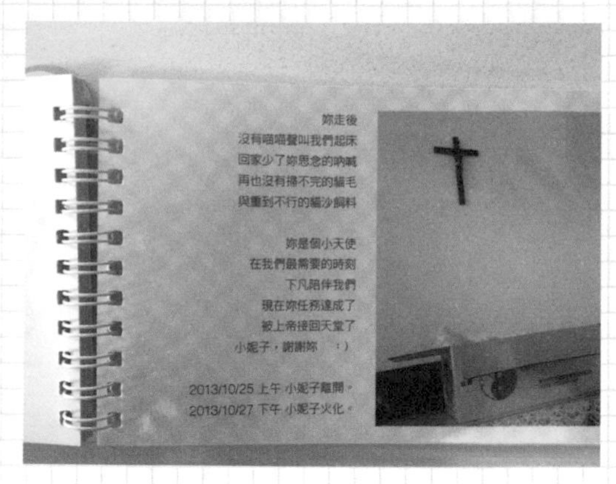

紀念小妮子的八年陪伴，小兒子做了一本小紀念冊

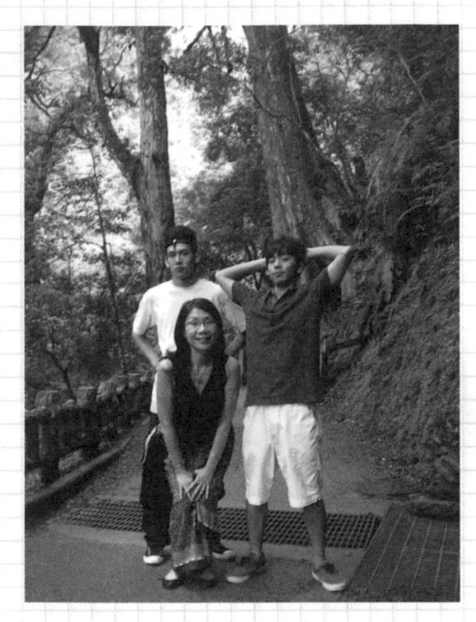

2009 年夏天，母子三人同遊拉拉山

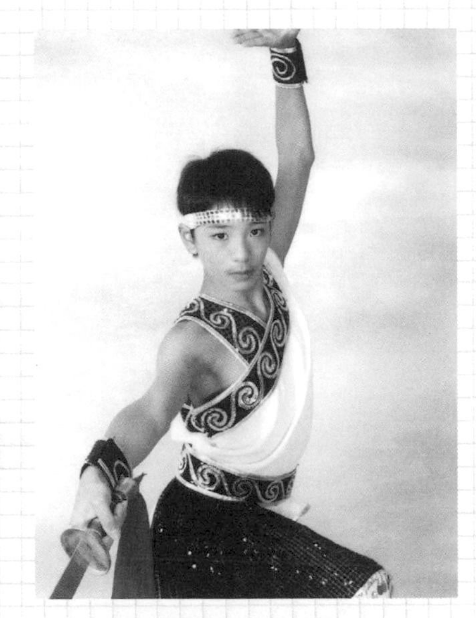

小兒子在舞碼「臥虎藏龍」中的造型

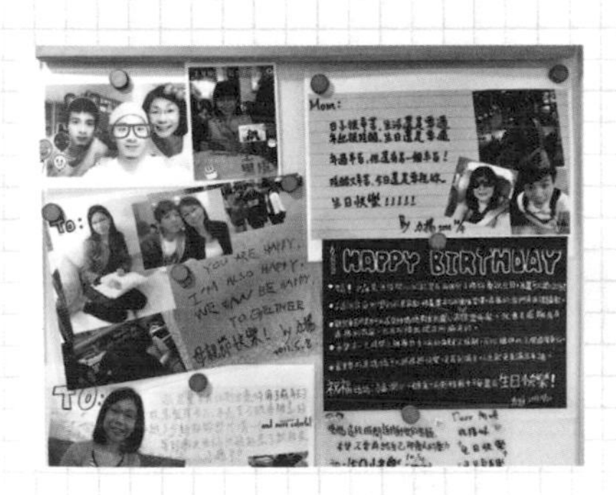

每年兩個兒子製作給媽媽的生日卡

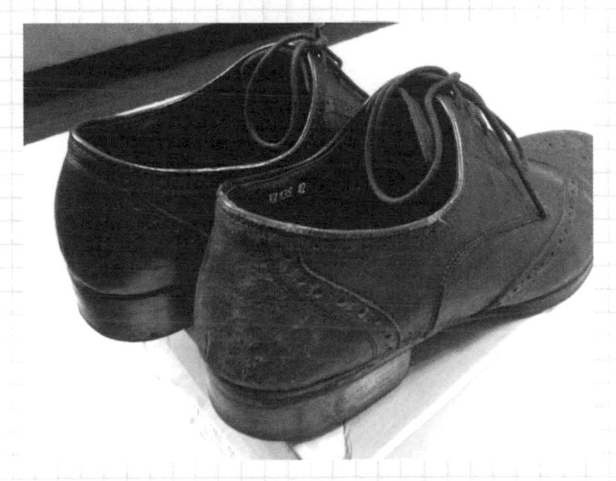

2013 年 8 月的那個颱風夜，過動哥在風雨中
尋回的壓扁的鞋子（右邊那一隻）

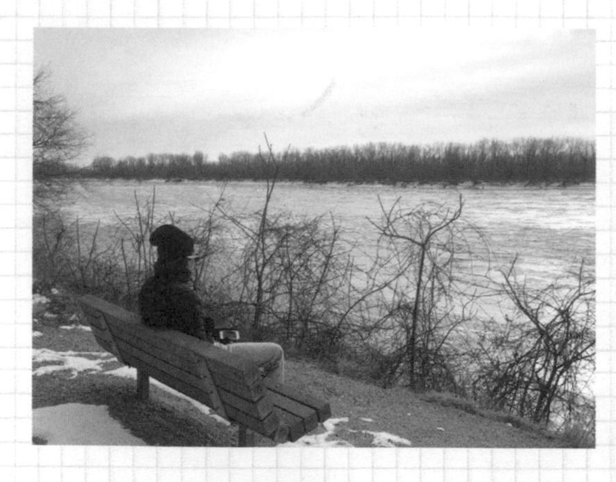

2016 年冬天，
過動哥在美國密蘇里州羅什波特
（Missouri Rocheport）河邊，
望著蕭瑟的河景

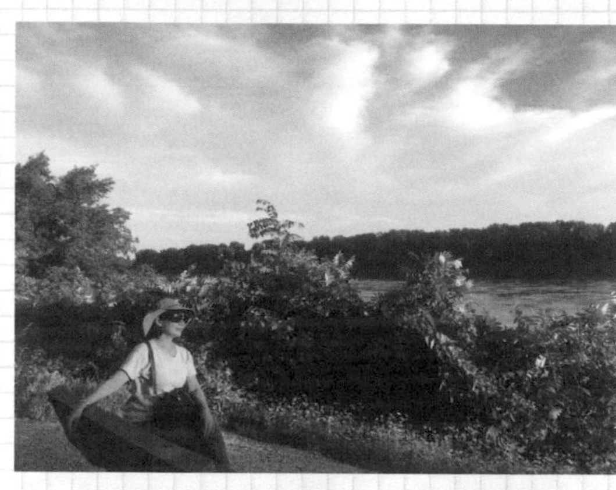

2017 年夏天，
善欣在美國羅什波特河邊，
同一個地點，坐在同一張椅子上，
遠眺夕陽

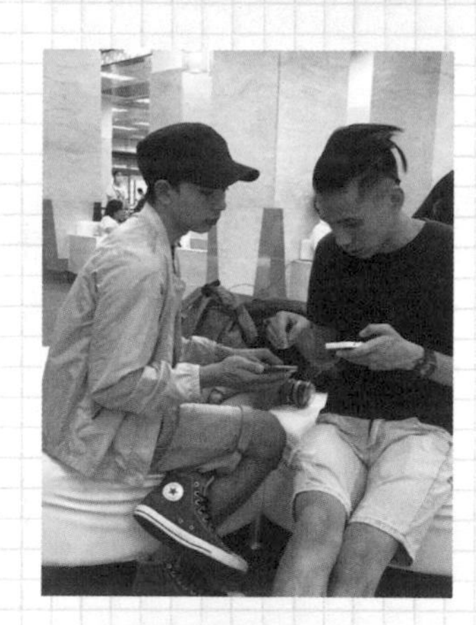

兄弟倆在松山機場

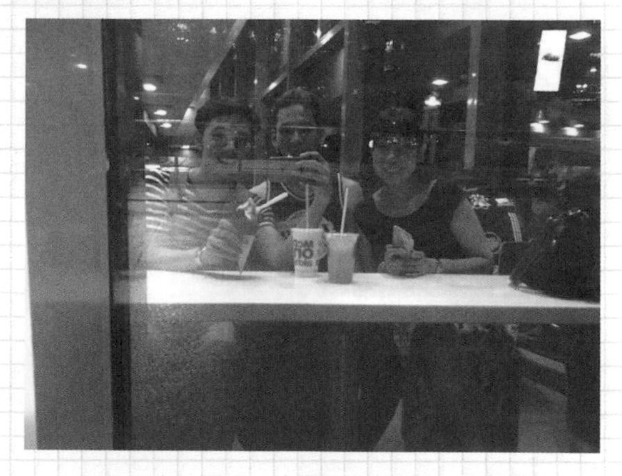

2017 年，母子三人攝於上海浦東的麥當勞

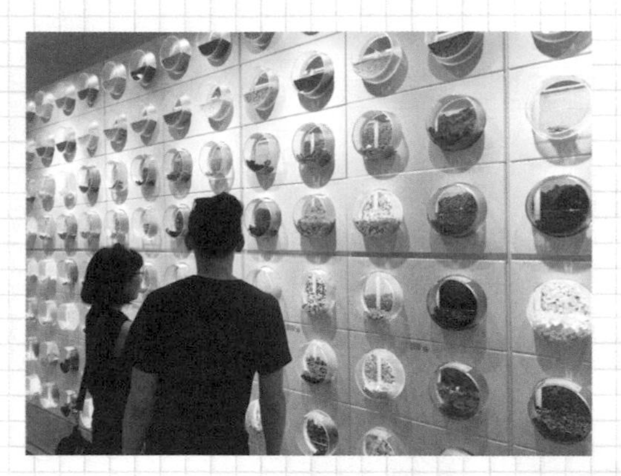

2017 年 7 月，
善欣與過動哥在上海一起選購
過動哥最愛的「樂高」組件

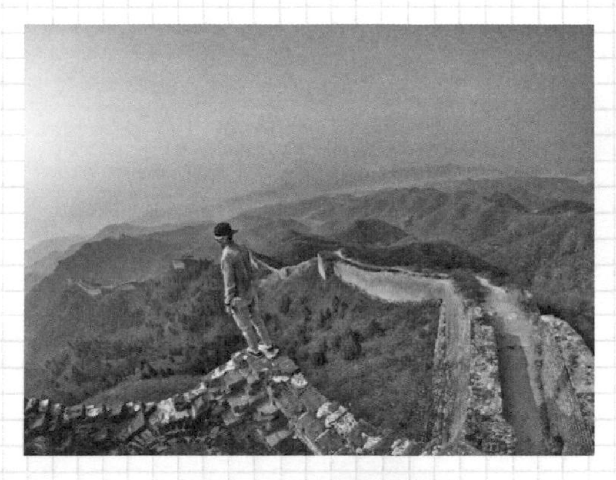

2017 年 11 月，過動哥攝於
北京長城蟠龍山

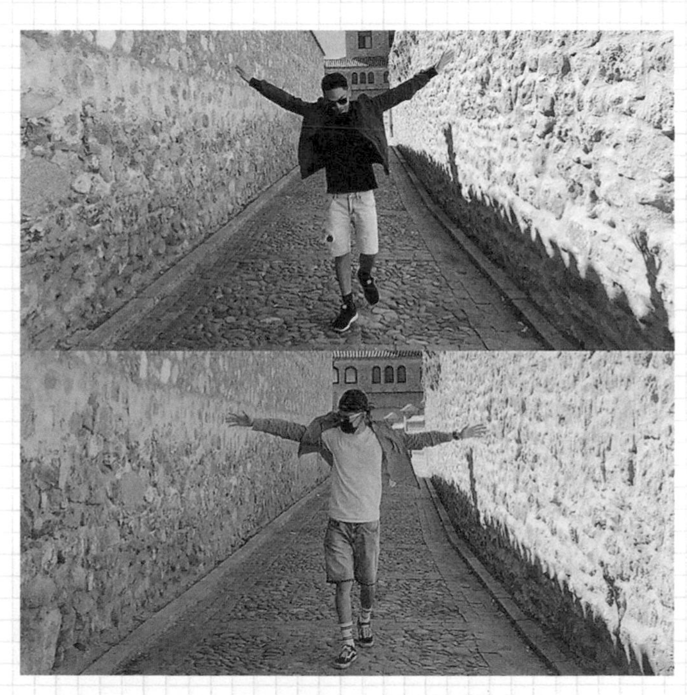

2018 年，兄弟倆在西班牙塞哥維亞

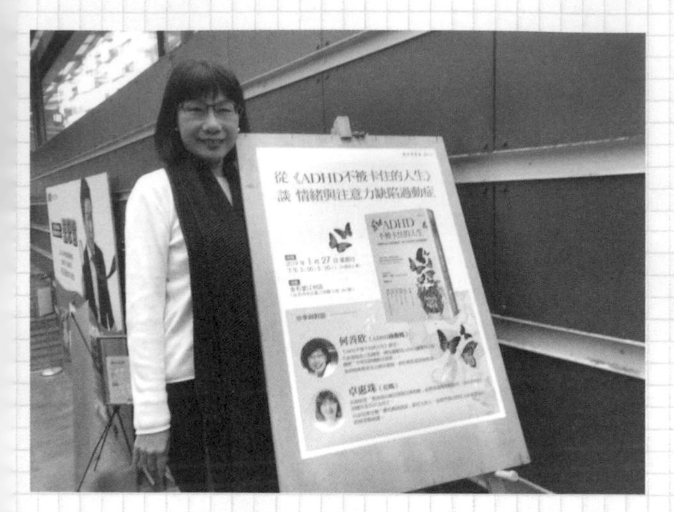

2019 年 1 月 29 日，金石堂汀州店
《ADHD 不被卡住的人生》新書座談會

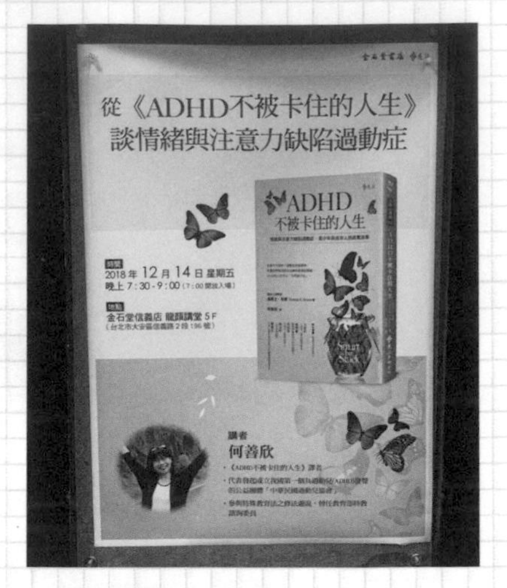

2018 年 12 月 14 日，於金石堂
信義店舉辦的新書分享會海報

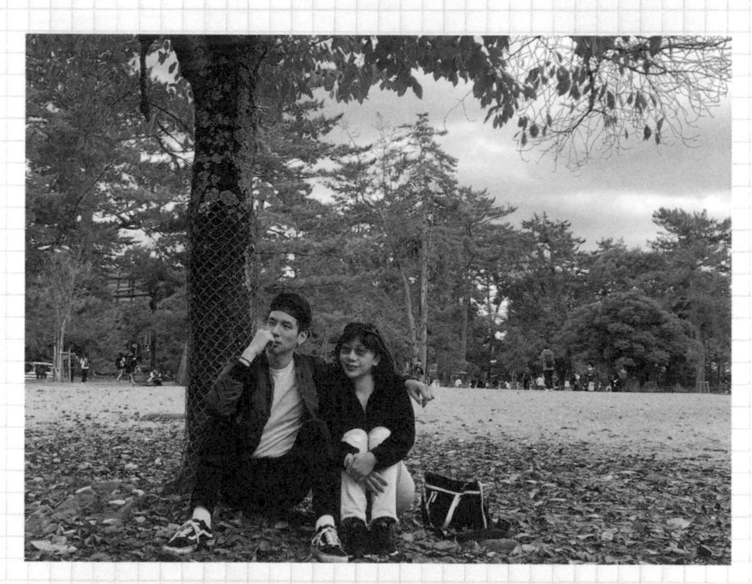

2018 年，和大兒子在日本奈良公園樹下

謝謝你，來到我身邊

這些年，過動兒教我的事

ADHD過動媽善欣
何善欣——著

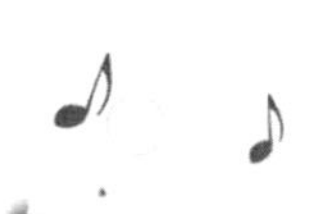

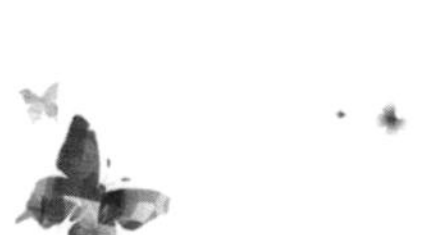

推薦序

全心守護的真愛故事

台大醫院精神醫學部主治醫師／丘彥南

與善欣的結緣，始於她籌組中華民國過動兒協會邀我加入之時。在協會成立後，我成為理事，協同促進社會大眾對過動兒的認識與關懷。由於創會頭三年的共事機會，我見證了善欣於本書中扼要而真實的記述內容。

縱然經歷了椎心之痛，善欣始終不忘初心，在盡心盡力照顧家庭外，仍持續以一己之力翻譯推介重要而實用的書籍，運用媒體、演講及讀書會推廣正確了解、接納人與人之間差異的理念。每每在收到出版社寄來善欣的新書時，我就會再度感受到她全心守護的真愛動能。

今年三月，久未聯絡的善欣邀我為她的新書《謝謝你，來到我身邊》寫推薦序，當下就滿懷期待書稿的到來。月末，收到編輯傳送的書稿，利用清明假期細覽慢品，心中感慨萬千。善欣真切而用心地分享她的生命故事、兒子們的成長歷程、和其他人交會及交流的經驗，相當扣人心弦，也自然顯露其中淬鍊凝聚的生活態度、生命價值與智慧。

本書是善欣身為母親全心守護孩子們並以己渡人的真愛故事，我非常榮幸能參與見證，並鄭重推介給所有關心孩子的讀者們。

推薦序

早在認識善欣之前

宇寧身心診所負責人／吳佑佑

早在認識善欣之前，我就先認識了善欣所做的事。

這是二十幾年前的事了，善欣最早翻譯世界權威心理學家所寫給家長與相關從業人員有關過動症的書藉，這些書用了二十幾年，也一直都是我推薦給孩子患有注意力不足過動症家長的首選，一直都沒變。

陪伴過動孩子成長，本來就是一件不容易的事，有苦有樂！且在早期，大眾對注意力不足過動症的認識不足，當孩子的困難都是以情緒及行為來表現時，便會造成許多誤會，覺得孩子不聽話是父母不會教、太寵，孩子本身個性不好、沒規矩、不夠努力、太懶惰等等。善欣在孩子早期初診斷時，就深深感受到家庭與孩子所承受到的誤會，於是開始成立協會、翻譯書籍，也寫相關書籍給父母及孩子看，並拍攝公益短片，所做的一切都是希望大家認識這些孩子，認識注意力不足過動症這個腦神經發展性的疾病是需要被協助及治療的。

我從未見過善欣的過動兒子，但聽到的都是善欣以幽默的態度，分享生活中的酸甜苦辣。很高興善欣出了這本書，將她的知識、經驗、情感，用說故事的方式告訴我們，相信大家一定會喜歡這本書！

推薦序

勇敢面對生命的難題

前聯合醫院松德院區兒童精神科主治醫師
心禾診所負責人／林亮吟

這是台灣首部將教養與陪伴過動兒的困難、挑戰與挫折記錄下來的故事，也是一位母親用她所有的熱情，堅持不放棄，勇敢面對生命的難題，成長與學習、修復與感恩的故事。善欣寫出她的故事，不僅僅是分享這長長歷程中點點滴滴的摸索與領悟、徬徨與抉擇、匱乏與豐美、失落與獲得，我想像她應期盼讀者能從閱讀她的故事中獲得關懷與鼓舞，若她的人生是上帝與她約定下奮力建構的故事，那這本書或許是她期待讀者能從她對兩個孩子與自身家庭的體悟，共同交織出彼此面對困頓顛簸更好的生命織錦。

作為朋友，多數的時候，我是與善欣喝茶聊天時，從她口中聽到家庭裡這些她與孩子們的起起伏伏，宛如音樂總是有抑揚頓挫、快慢節奏，常常我會被她知性的分析，殷切的熱誠以及溫暖體貼的心意而感動，希望這本書也能與讀者交會出類似的樂章，善欣流暢的文筆有著她源源不絕的愛心與對社會的關懷，書裡描繪一個家庭辛苦地面對台灣社會從完全不認識注意力不足過動症，到現在多數的教育人員與很多的家長都知道也願意認識這個障礙的過程，也算是見證社會態度的改變，當然一般民眾對注意力不足過動症的謬誤認識仍然存在，我也誠心希望透過善欣的書，讓大眾更能了解注意力不足過動症對年輕生命發展所帶來的挑戰與困難，也能了解陪伴所需要的務實理性，同時對為數不少的有這個困難與需要的兒童青少年以及他們的家庭有更多的欣賞與祝福。

推薦序

有妳真好

台灣師範大學特殊教育系教授／洪儷瑜

善欣是我在民國八〇年代初期回台灣，推動注意力缺陷過動症（ADHD）取代早期流傳的過動症之際，所認識的一位家長，當時她與一群家長和專業醫師剛成立中華民國過動兒協會。她積極翻譯國外一些資訊和有關過動兒的書籍，極力讓家長和社會透過正確的知識認識ADHD，當時王意中在協會擔任心理師。我們一起把ADHD放入特教法，也順利推動在校園裡鑑定ADHD的機制，並建立輔導就學和升學的機制。回想起來，她真是一個好戰友。

善欣中英文都很好，陸續翻譯很多ADHD或特殊教育相關書籍，我也為她的書籍寫了不少推薦文。這次的出版是她自己的故事，我更是二話不說答應。當年台灣缺乏最新知識，兒青精神科和心理師仍未見專業認證，善欣以一個家長的力量與學界合作，提供ADHD科普的書籍，長期分擔台灣的社會教育工作，這段歷程應該值得留下來。

正確的知識可以幫助社會採取正確的方法去面對問題。最近國內出現反醫學的勢力，甚至連民意代表也加入倡導，造成很多家長被混淆，不僅花了很多冤枉錢，還耽誤了孩子接受正確療育的機會。ＡＤＨＤ的問題並不可怕，可怕的是人們無法判斷孰是孰非，人們對於專業的不信任。

善欣因為生了一個過動兒，變成我的戰友，這二十幾年來，她一直為台灣翻譯不少好書，把好的知識帶進來。真是謝謝她。有妳真好。

推薦序

活出豐盛的生命

富邦金控高級顧問．台大管理學院兼任教授／龔天行

善欣的人生並不平順，她生了一個難帶的過動兒，造成她的婚姻裂痕；她的事業也多有波折。但是在這一切的不順利中，她活出了一個豐盛的生命。現在，善欣將她自己的生命故事和讀者分享，讓我們知道，在這一切看似的人生困難中，我們不但仍能活出豐盛，並且還能成為別人的祝福。

自序

這段過動人生，未完待續……

ADHD過動媽／何善欣

若不是皇冠發行人平雲的鼓勵，我不會有勇氣寫這本書。那天，平雲的一句話：「善欣，就寫出來吧！」我愣了一下，眼淚馬上流下。

為了這本書，我必須重溫過去那些感動的、悲傷的、忘記的、沒忘記的。翻箱倒櫃，找出以前的日記、照片和檔案，從儲藏室、書房、電腦，還有我的心裡。塵封已久的過去，就這樣地被挖出來，重新咀嚼和整理。

我的書桌就在窗邊，無論寫得順與不順，天光雲影和鳥兒有時有序地每天相伴。有時，從天亮寫到天黑，再到深夜；清晨醒來，再讀一次，全部重寫。

人生，有些事情就讓它擦肩而過，不需想太多，繼續下一個旅程；有些事情，回頭望，有不同的體悟和了然，長出更深的生命和力量。

如果不是過動大兒子和可愛的弟弟，我的人生不會有一點故事可分享；如果不是我曾經不斷地找答案和出口，傻傻地分享，想讓自己的苦、走過的路，成為別人的一點借鏡或參考，不會有今天這本書的出版。

多年前，常四處奔波演講。筋疲力竭之餘，我告訴自己，每場演講分享，只要有一位老師或母親被感動，在面對過動學生或孩子，覺得疲累或過不去的時候，想到善欣的一句話或書上的一個句子，有一點點的提醒或釋懷，我的聲音沙啞和不斷書寫，就值得了。

寫作的過程，感謝好友李換的關心和陪伴，平雲和主編婷婷的耐心傾聽和專業意見，亮吟、佑佑醫師多年的鼓勵和支持，以及四個過動兒家庭父母的信任和真實分享……好多想要感謝的人和事，寫在書裡。

這趟過動人生，沒有白走。

目次

Chapter 1 故事從生了一個過動兒開始 017

Chapter 2 拼出ADHD的圖像 051

Chapter 3 一個人一張嘴做不到的事 079

Chapter 4 回歸平靜，單親的日常 121

Chapter 5 贖回的時光 169

Chapter 1.

故事從生了一個過動兒開始

好個「靈活」的孩子

一個孩子初來乍到

當年，我二十六歲，生下第一個兒子。

因為是第一胎，雖然白天上班，我準備萬全。從醫院的拉梅茲呼吸課程到清淡飲食，晚上聽音樂放鬆做胎教，讀育兒寶典，用心學習準備做新手父母。身邊赴醫院生產的小行李包和育兒書籍，隨時備妥。

終於，順利產下一子，白淨健康，好可愛。

還記得婆婆到醫院嬰兒房，看到這可愛的長孫，滿意極了，直誇：「別的嬰兒不是哭就是睡，只有我們家的，手腳不停地動，睜著眼左看右看，舌頭伸呀伸的！好靈活呀！」

是呢，好個「靈活」的孩子啊！

但是，這個靈活的小嬰兒不但日夜顛倒，夜裡哭鬧不休，需要的睡眠也不多。試了各種方法，還是搞不清楚他為什麼哭，總抓不住他的節奏和食量。明明白天沒睡太多，晚上餵完奶，換了尿片，也玩了好一會兒，為什麼還不睡？為什麼還要哭？醫生看了，檢查做了，驚也收了，衣服也倒掛著晾（據說可以調整日夜作息），從照書養改成照婆婆媽媽的經驗養。產後兩、三個月，我白天上班，晚上哄這個「靈活」的小嬰兒，睡不到兩、三個小時，不但身材迅速恢復，比婚前還瘦，所有套裝都變大了。

還好娘家伸出援手，動員了爸爸和姐姐，從入夜到清晨，大家輪班照顧。因此，姨媽就像他的另一個媽媽，到現在兒子都喊她「姨媽媽」，特別地親。我想做個好媽媽，以為就像以前讀書一樣，只要努力，沒什麼是做不好的。撐了半年，快要神經衰弱，且敵不過心裡的罪惡感，我決定辦理留職停薪，回家專心照顧兒子，還記得當時老闆笑我怕兒子將來不認我這個娘。

天哪！小孩怎麼那麼難養

沒想到，這個靈活的孩子這麼難養！只要是醒著，沒有不動的時候，除非生病或睡著，而睡眠的時間又奇短。就算睡著了，整個人在床上轉，棉被永遠蓋不住他。後來，我們發明了方法，冬天讓他穿上厚厚的長棉襖，腰間繫個腰帶，就好像把棉被穿在身上一樣，隨他怎麼轉怎麼睡，床上還是床下，都不會著涼受凍。餵副食品時得五花大綁在高腳椅上，否則食物不但餵不進他嘴裡，還弄得滿頭、滿身、滿地都是，地上最好再鋪上報紙，好收拾。食物對他而言，不是吃的，是拿來玩的，每次餵他吃完飯，都得抓去洗個澡。會爬以後，他移動範圍變大，精力旺盛地爬上爬下，不曾停歇，膝蓋都爬到紅腫破皮，需戴護膝保護。同時，他平衡感特好，可以站在爸爸的手掌心上，不會害怕腳軟，也不會摔下，開心得直笑，父子倆像特技表演似的，常以此為樂。

會走路之後，可不得了，不只活動範圍變廣，行動力更強。為他準備的圖片和認字卡，看也不看就撕咬得破破爛爛，散落各地。娘家的小狗一見他就躲，有次躲在沙發下，兒子拿柳丁、橘子拚命往沙發下又滾又塞的，狗狗嚇得就是不肯出來。兒子身上還常瘀青不斷，都是無所畏懼、衝撞攀爬的結果，不知情的外人，還誤以為他是家暴受虐兒。

婆家的廚房在二樓，空間不大，有個很陡的鐵製旋轉梯通到一樓。我做飯時，擔心一不留神他嘰哩咕嚕滾下去，只好把他揹在背上做飯，他還會不時地伸手想撈前面鍋子裡的東西。帶他一起去超市，我忙著選購，他也從沒閒過，結帳時推車裡常會出現一些我沒有要買的東西，都是他伸手的高度能抓能撈得到的東西。走在路上，只牽著他的小手還不夠，一不小心鬆手，他一溜煙就不見人影。幾次走丟後，出門時，我用母子帶綁著他和我的手，路上人笑我牽小孩跟牽狗一樣。

從此不曾睡到自然醒

我的人生雖然沒有馬上從彩色變黑白，但從此再沒有一覺到天亮，更不用說睡到自然醒；睡了馬上被吵醒，醒了又還想再睡。生了兒子之後，我生日時許的三個願望都是：可以好好睡一覺。有一次跟著老公到國外出差，兒子在台灣，老公白天去開會，我就在旅館睡覺，等於是買機票到國外旅館去睡覺。現在，我年紀大了，是想睡睡不著，睡著了容易醒，醒了不易再入睡，越活越像兒子小時候了。

後來，我才知道若引用美國兒童氣質理論來看，過動兒常是個難養型（磨娘精型）的孩子[1]，且意外受傷的比例比一般孩子高。但當時的我，哪知什麼過動兒，只覺得是因為我和老公工作太忙，或因為是新手父母缺乏經驗。

已成年的兒子回想兒時，好像從沒有餓的感覺，難怪一頓飯可以吃好久好久，因為沒有食慾，只好把食物拿來玩。他記憶中，好像小學高年級、青春期開始，才有肚子餓的感覺，覺得便當好香好好吃。幼兒期的兒子吃得很少、動得奇多，又衝來撞去地常受傷，我一心只想著如何把兒子養活養大。

1.《我愛小麻煩》洪儷瑜代序：「台灣兒童心理衛生前輩徐澄清醫師曾經引用美國研究兒童氣質的理論，發現台灣的嬰幼兒可以依據每個孩子的氣質，分為難養（磨娘精）和好養（安樂），以及慢吞吞、中間偏難和中間偏易型等五類型。過動兒（正式名稱為注意力缺陷過動症）可說是難養型的孩子，因此，家有過動兒，對父母而言，可說是一份高難度的家庭作業。」

在美國的那段日子

乾淨又安靜的谷心鎮

為了兒子，我們決定改變生活方式。我辭去工作，老公辦理留職停薪，一起到美國讀書，是改變，也是充電。賣了台灣的房子當學費和生活費，一家三口到美國展開一段不一樣的生活。

帶著兩歲半的兒子，我們到美國奧勒岡州（Oregon State, USA）谷心鎮（Corvallis）讀書，各自在OSU（Oregon State University）修碩士學位。因在美國西岸，有太平洋調節，氣候宜人，兩、三年才下一次雪。奧勒岡陽光暖暖的，氣溫涼涼的，森林樹木公園多，自然資源豐富，是個乾淨又安靜的小城。

大學城人口密度不高，生活步調慢，日子很單純。公園裡有大片的草地、沙坑、鞦韆和單槓。我們夫妻兩人配合修課時間，輪流照顧兒子；兒子以他自己的節奏，盡情地玩。週末假期，開著車往山裡去，往海邊走。老公喜歡戶外活動，騎馬、潛水、釣魚和抓螃蟹，不亦樂乎。我們常笑說，他拿潛水執照比讀MBA學位都認真。有時老公帶兒子去釣魚，就算兒子頑皮不小心掉到水裡，趕快撈起來就是。兒子還喜歡去公園餵鴨鴨，一包白吐司，可以餵一大堆鴨鴨，牠們不怕人，搶著吃，刺激又好玩。

考試期間，我常帶著書和兒子去住處附近的公園（Chintimini Park），我在草地上讀書、曬太陽，他在沙坑裡玩，玩成什麼樣都沒關係，夕陽西下，再帶他回家洗澡。有時夫妻兩人都得趕報告，我們就帶著兒子到Papa's Pizza，那兒的披薩不好吃，重要的是不貴而且有好大的室內遊樂場，還有一位Supervisor，通常是個年輕女孩兒，在場監督維持秩序，注意孩子們的安全。我們一待就是大半天，放心地用功趕進度。

在美國，我們過了一段相對較平靜的日子。

不夠成熟？

兒子三歲時，我為他申請進入當地的一所蒙特梭利幼兒園（Montessori Preschool）。經過面試，老師認為他還「不夠成熟」，拒絕了我們的申請，因為兒子對老師說的話好像「有聽沒到」，眼睛也不看人。當時我有些困惑，不知是因為語言的隔閡、文化的差異？還是兒子發展上真的比較遲緩或有什麼問題？還是老師有種族歧視？雖然兒子說話慢了點，但智力和發展沒問題。剛到美國時，確曾有段時間，他中文、英文都不說，我想是兩個語言在腦子裡打架卡住了吧。還好，沒多久之後，就兩種語言都說了。

等待了一段時間，我們再次嘗試，終於老師給了機會，兒子進入了幼兒園。

蒙特梭利的教學方式和老師的彈性，給了孩子的個別差異極大的包容和尊重。膚色種族也不是問題，相較於西岸的其他州，如加州和華盛頓州，奧勒岡州亞裔人口比例較低（不到百分之三）。幼兒園班上亞洲人不多，好幸運，好幾個小朋友把他當東方寶寶似的，常常從背後抱著他，好喜歡的模樣。

多年後，從相關報導以及翻譯《ADHD不被卡住的人生》（Smart but Stuck）一書中得知，過動兒腦部某些方面的功能發展成熟度較一般兒童遲緩約二到五年，給了當時老師的觀察和我的困惑一些答案和解釋。老師以不夠成熟為由，延緩他的申請入學，看來不是沒有來由的。而且蒙特梭利的混齡教學，不以孩子的實際年齡分班，正好適合兒子的學習和需要。

建立生活秩序感

蒙特梭利老師教孩子們一次玩一樣玩具，玩完了放回原位，再拿另一組玩具。拉椅子時，要雙手將椅子輕輕地抬離地面，不要用拖的。說話時，走到對方面前，看著對方的眼睛，輕聲說話，不要跨過教室大聲叫。收玩具時，要輕輕地一個一個「放」回桶子或盒子裡，不是用「丟」的，也不是用「倒」的。老師安靜地一個一個動作，示範給兒子看，再看著他模仿做每一個動作。

同時，學校期待家裡和學校做法一樣，養成孩子一致的習慣。因此，我也在家裡買了大大小小的盒子、箱子、盤子，把所有玩具分門別類，要求兒子玩完每樣玩具後，讓玩具回到自己的家。這樣就不會玩到盡興之後，望著一屋子的玩具發愁，不知從何收起。這規矩和習慣非常適合喜歡組織條理的我，但對兒子並不容易。

後來我才知道沒有組織調理、丟三落四、找不到東西，是過動兒常有的問題。過動兒子從小搞丟課本、作業簿、要繳交的錢、雨傘、水壺、外套……是家常便飯，我的底線是人沒搞丟就好。他讀小學時，放學後我常得打電話給他的同學，問今天聯絡簿上寫些什麼，因為他聯絡簿不是「暫時」不見了（以後不小心又會跑出來），就是有些項目只抄了一半，沒人看得懂。學校裡他的課桌抽屜裡出現沒吃完的蘋果、以前的通知單或該繳交的錢，也不足為奇。

直到如今，收納整理有時仍是我們母子間的課題，兒子知道媽媽是個喜歡組織調理、收納整齊的人，若家裡零亂不整，媽媽會脾氣不好。或許是他小時候蒙特梭利的經驗，或許是我堅持多年的家規，後來，兒子自己發展出了一些方法和出門時的ＳＯＰ，否則出門時忘東忘西，後果仍得自己承擔。

小兒子來報到

小兒子不足月，趕著出世

平靜安穩的日子維持了兩年，為了生活，老公於拿到ＭＢＡ學位後先回台灣工作。我因擔任系上研究助理，可減免學費，又因第一年跨領域修課需補修學分，還要做論文，因此拿到學位時間較老公晚了一年。最後一年，我隻身在美帶著大兒子、懷著老二，趕做論文。我規劃通過論文口試後，正好生產，再帶著孩子回台灣。還好，當時有姐姐和同學的幫忙。

除了忙著生活和照顧大兒子，我求知若渴。在職場工作過又做了母親，我知道一些報告或書籍，要不是這樣跟著課程進度研讀討論，日後很可能不會再有時間和機會閱讀了。我常一進圖書館就忘了時間，也常在晚上哄兒子上床睡覺後，開始讀書和寫作業，一不小心就已天色大白。後來我有子宮異常收縮的現象，醫生擔心我休息躺下和睡覺的時間太少。記得那天傍晚，從學校圖書館走回家的路上，在校園旁邊的小咖啡館The Beanery前，我的子宮收縮、羊水流出，過動大兒子心中可愛的弟弟，等不及足月，趕著要出世。

小兒子的提早報到，我措手不及地請同學幫忙載我回家，張羅還未備齊的嬰兒用品，再去醫院生產。留學生們都很省，彼此互相幫忙，新生兒需要的嬰兒床、浴盆等用品，常一手傳一手地借用。非常感恩，我不只張羅到一些嬰兒用品，還有正在做月子的朋友，好貼心地把從台灣飛來幫她坐月子的媽媽借給我，陪我去醫院生產。因提前生產，老公來不及從台灣飛美國，姐姐在家幫我照顧大兒子，有借來的媽媽，在我痛得要命的時候，可以母語跟人說說話。

不過，當我在產房待產時，聽到醫生跟護士說他先去喝杯咖啡時，我馬上大聲地說英文：「不可以離開！我馬上就要生了！」為母則強，沒有家人在身邊，不能浪費一點力氣，也不能出任何差錯，我知道baby很快就會生出來！其實，從產檢到生產，醫生都沒有見過我老公，還以為我是單親媽媽。

果然，小兒子馬上順利報到，雖然早產，但一切正常。

月子當中，論文口試

因小兒子早產，打亂了我的規劃。我歸心似箭，不想延後回台的時間，決定不延後原先安排好的口試時間，於是在做月子期間，我仍苦讀準備，如期論文口試。

口試那一天，教授們訝異地問我肚子裡的baby呢？我說留在家裡，不在肚子裡了。其實，那一陣子在家中坐月子、準備論文口試，同時我自己餵母乳，因休息不夠，奶水不足，但我絲毫不知。直到要出門口試，需將母乳先吸出放在冰箱，請姐姐幫忙以奶瓶餵奶，我才知道原來自己沒什麼奶水。

口試一結束，教授們高興地跟我握手，恭喜我通過口試，我一一道謝完，馬上衝往停車場，不是去開趴慶祝，而是開車去Fred Meyer超市買嬰兒奶粉，補充母奶的不足。這小兒子真不簡單，因我太累讓他提早出世，又因準備論文口試沒什麼奶水，他健康長大到如今！除此之外，還有未出世即認他為乾兒子的美國鈞蘭乾媽，真是感恩！

拿到碩士學位、坐完月子，我如期帶著兩個兒子回台灣。行前還在家裡車庫和庭院辦了一場moving sale（搬家大拍賣），在同學們的幫忙下，把舊家當都賣掉（其實很多也是先前逛garage sale買的），返回台灣，一家團聚。

後來，我的指導教授將我的碩士論文提交參加ＩＴＡＡ（International Textile and Apparel Association）全美論文比賽，得到第一名。我從台灣飛到紐約領獎，指導教授與系主任好高興，邀請我繼續攻讀博士學位，我毫不考慮就回絕了，因為當時小兒子還在襁褓中，且我和大兒子即將在台灣展開下一階段的生活，正在迷霧中尋找方向。

他真的不一樣

我的優雅不見了

帶著兩個孩子回台灣後，再度開始上班族的工作。好些個傍晚，眼看著就要天黑，大兒子幼稚園就要下課了，但會議還沒結束或我手上的工作還未完成，心裡七上八下。常於下班後，暮色中，忍著胃痛，飛車開往幼稚園，能開多快就多快，只要不出事就好。

為了兒子在幼稚園頻出狀況，也為了我有時遲接孩子，有的老師接受我的道歉之後，會善意地提醒我：「女強人」不要忘了媽媽的角色。我又開始懷疑兒子的狀況百出，可能跟我上班有關。其實，是不是女強人，隨人說去，但蠟燭兩頭燒是真的。家庭與工作，是許多職業婦女的抉擇和兩難。若孩子平順好帶，或許日子還可盡量調整安排；但若孩子有特殊的狀況，日子馬上變得捉襟見肘。我年輕時還有的一點氣質和優雅，就這樣慢慢地不見了，取而代之的是狼狽和疲憊。

同時，大兒子過動哥回到台灣，好像又變了一個樣。整個大環境，對他而言，到處是刺激，也處處是障礙。

爸爸開車在路上，他激動地叫：「為什麼每個人都在賽車？爸爸加油！衝啊！衝啊！」我們開車去看放煙火，遠遠看到一些零星試放的煙火，他就開始興奮：「我來，讓我來，我來放，爸爸快開，快衝過去！」很奇怪地，他坐在車子後座，雖然綁著安全帶，還是常跌到椅子下。我總奇怪那麼小的空間，他怎麼跌得下去。就算台灣交通不若美國順暢，他爸爸開車技術很好，我開車也不會猛踩剎車，但後照鏡中後座的他，常看不到頭，總是腳在上，頭不知在哪裡，一刻不得閒。如果是坐計程車，不用說，一定跌好幾次。

我還常需到幼稚園和學校，跟老師、小朋友和家長道歉，但我知道兒子不是故意的。他水桶甩呀甩的，不知怎地就打到了同學的頭；跟隔壁同學玩呀玩地，就把人家衣服前後全畫滿了彩色筆。因為不想讓老師兩面為難，我總自動地和對方孩子的家長聯絡道歉，有需要時再加送水果籃；事後再和兩個孩子談談，期望他們還是好朋友。台灣那時還沒有少子化的問題，幼稚園和小學的師生比很高，一個老師要照顧的學生較多，很辛苦。教室也比美國的蒙特梭利教室熱鬧很多，像菜市場一樣，老師和孩子說話都要很大聲，兒子也跟著比較浮躁和過動。另外，也可能因為是學齡，進入小學前後，規範和要求變多，還要寫功課，兒子一時適應不來。

有了參考和比較

幼稚園老師不止一次問：「妳兒子好像比較純？」我心裡的OS是：老師是指比較「純」？還是比較「蠢」？從他闖的禍可以看出他很聰明，一點都不笨，我和他的爸爸，一個北一女、一個建中，智商都沒問題。老師要我多讀育兒書籍，我都虛心受教點頭稱是，不好意思承認其實已經讀了些，不知為什麼不太有用。

而在美國早產出生的弟弟，不只可愛，還四個小時吃一次奶，白天常常醒著，晚上會睡覺，漸漸地可以一覺到天亮。更不得了的是，弟弟餓了會哭，吃飽了就不哭，還會在我的臂彎裡看著我笑！原來嬰兒與母親美好安靜的畫面，不是廣告上才有，母子互相凝視的溫馨片刻，不是照片上才有！原來育兒書籍沒有騙人，書上說的方法真的有用！

兩個都是兒子，都很可愛，都很健康，但是，很不一樣。我知道一樣米養百樣人，同樣父母生的，可以很不一樣。但我一邊觀察，一邊回想比較，總覺得怪怪的。以前沒有參考比較值，我把一切都歸因於是自己的問題，不是沒經驗，就是工作太忙。但生養了弟弟之後，做媽媽的直覺告訴我，大兒子真的不一樣！

親戚說，是我書讀太多讀成書呆子了；朋友說，可能是標準太高、完美主義；有朋友笑我，洋墨水喝多了，想太多了；也有人說，可能是我們夫妻關係有問題，孩子才會這樣；更多人說，現在孩子聰明又精力充沛，都是這樣，長大就好了。

不過，哪有夫妻不吵架？吵得比我們多的也所在多有，我們還為孩子辭去工作，改變生活方式，那麼努力。哪個父母不是從新手父母開始？不是從犯錯中學習的？就算我會犯錯，我還是比身邊一些母親更用心盡職呀？

母親的直覺：以上皆非，大兒子真的不一樣。

妳的兒子是過動兒

後來，有人告訴我妳兒子是過動兒，是過敏導致的；有人說，過動兒是因為感覺統合失調，成長過程爬得不夠，才會這樣；有人說，是因為吃太多糖和食品添加物造成的；或者，是父母太嚴苛造成的，過動兒是暴戾家庭的產物；也有可能是被寵壞的，過動兒應該嚴加管教；另外，可能是因為父母標準不一致、婚姻失和……等等，眾說紛紜！

可是，兒子從沒有什麼過敏症狀。他從小爬得超多，爬到膝蓋都磨破了，平衡感還特好，常特技表演；弟弟爬得沒有哥哥多，為什麼弟弟不是過動兒？有人比我寵孩子，也有人比我們家更嚴格，有的夫妻關係更糟或已離婚，也有的家庭比我們家吃更多垃圾食物，為什麼他們的孩子不是過動兒？如果過動兒是吃出來的，弟弟吃得跟哥哥一樣，為什麼不是過動兒？

開始尋找答案

我知道生活方式、親職教育、飲食健康、夫妻感情……對孩子的成長和發展很重要，都會有影響，但這些是造成過動兒的成因嗎？「相關性」不等於「因果關係」（correlation vs cause and effect），「相關」不等於「互為因果」。什麼叫做過動兒？成因是什麼？是天生的？還是被養成過動兒的？是胎教？還是吃出來的？

長大會不會好？過動兒會生小過動兒嗎？弟弟也會被養成過動兒嗎？感謝老天給了我們家弟弟這個對照組，因著做媽媽的直覺，我想要找答案[2]。

因為帶大兒子四處看醫生，小兒子也還小，我再次選擇家庭和孩子，離開職場，全時間照顧陪伴孩子。孩子是夫妻兩個人的，但不會有人為爸爸貼上「男強人」的標籤，當時的我也沒想那麼多，一心想好好地教育孩子，並改善家庭生活品質，讓孩子和自己過得好些。

2.《過動兒父母完全指導手冊》（Taking Charge of ADHD）：「生理因素（腦神經生理異常），是與過動症（ADHD）的成因最有關聯的。所有研究，到目前為止，強烈的指出基因對此異常的影響，遠遠大於社會環境因素……社會環境因素的影響很重要……但並不代表父母的教養是導致孩子是過動兒的原因。」

裡面有個泥娃娃

到底為什麼？

從小，我就愛問為什麼。

兒時住在鄉下，偶而，爸爸會帶我們到熱鬧的小街上看電影。回家的路上，我總是一直問問題，爸爸常笑著說：「善欣就喜歡問為什麼。」如今，早已不記得當時小善欣問了什麼，只記得爸爸的大手牽著我的小手，好溫暖。此時，不再有無所不知的父親給我答案，我得自己摸索。

為什麼大兒子無法專心？為何會動成這樣？有什麼方法可以讓他安靜下來？為什麼對弟弟和別的孩子有用的方法，對他沒有用？我被一連串的問題驅策著往前走。

家教大哥哥的特別任務

為了想幫助坐不住的兒子安靜下來，我嘗試過帶他去學鋼琴、心算、打擊樂和畫畫。他上音樂課像在學舞蹈，老師說他太high，學大象走路滿教室跑，停不下來。後來學鋼琴，兒子好痛苦，不斷地問我，為何要學琴？我說，為了讓他日後有個可以抒發情緒的管道。兒子苦苦哀求，為了讓他快樂、為他好，現在停止學琴，馬上就可以變快樂，不用等到將來再抒發。學游泳的團體課中，他沒辦法跟大家一樣聽教練指令，總在水中自玩自high，造成教練的困擾。為了安全，後來在暑假請大學生當家教（因為我不會游泳），一對一地跟著他，才能放心地在泳池學游泳。

我發現一對一教學對兒子是較有效的學習方式。為了補足他上課常有的一片空白，回家後不是我自己教，就是請家教哥哥幫忙，他的學習能力是沒有問題的。還好，小兒子沒有這方面的需要，相對省了許多家教費。同時，因為有了家教哥哥幫忙，我可以多花一點時間照顧小兒子。當時好幸運，經朋友介紹了一位政大的學生當家教，一個星期來兩次，一次動態，一次靜態，課程內容由我安排。家教哥哥有時帶兒子去科資中心玩電腦、去美術館看雕塑展，有時去青少年體能運動場。大哥哥勤儉、有愛心，把兒子當弟弟一樣。兒子對大哥哥又敬又愛，特別聽他的話。

後來大哥哥因課業繁重，改在學校附近餐廳打工，兒子常吵著要去那家餐廳吃飯，去看大哥哥。多了一個人疼愛兒子，我好感恩。就在我書寫這本書期間，多年前完成政大學業回新加坡的家教哥哥與我們聯絡，他早已成家立業，育有兩個女兒。家教哥哥說他仍記得，我曾流淚告訴他教育兒子的困擾和需要，他知道他有特別的任務。我們家過動兒子超開心，相約今年一定要再相聚。

體制外的學校

體制外的小學我們也試過。暑假在森林小學試讀時，兒子興奮地和同學一起拆山上廢棄的警察局，有人從二樓向下丟磚塊，不小心打破兒子的頭，輕微腦震盪，緊急送醫住院治療和觀察。面對到醫院探視及陪伴的校長，我知道我的孩子不一樣，其實難為老師了。兒子回憶當時在森林小學的情境，他說其實他根本搞不清楚那是個學校，以為是個森林遊樂園，好像也沒有在教室待過。當時他看到自己流那麼多血，也被嚇到了，而且又吃壞了肚子腸胃炎，因此想回家。隱隱約約，他大概本能地知道，若再回去森林小學，一定還會出事。

當時我認為若回去唸森林小學，大字沒識得幾個不打緊，至少小命要保住；而且體制外的森林小學並非特殊教育學校，那樣尊重孩子自己選擇的學習環境，並不適合當時的兒子。我從經驗中知道，兒子需要的是較為結構化的環境、較多的輔導和幫助，而不是完全任由他自由發展，擺上學習和生存的風險。

兒子的心聲

最後，兒子還是在一般普通的國小就讀，但問題仍頻。有時，過動兒子會用很直接的比喻，描述他自己的狀況：

他說：「上課的時候，我的腦袋裡都是牛奶。」

意思是說課堂上，完全沒有專心，腦中一片空白。

他告訴我：「我的裡面有個泥娃娃在哭。」

是指他的心裡有說不出來的不快樂。

他曾說：「我的心想要做，可是我的腦袋做不到。」

是指他不是故意闖禍或不專心。

於是，在一對一教學、體制外教育、嘗試培養運動音樂等各種嗜好之外，我仍不放棄，繼續找答案和方法。

他是過動兒

轉得我滿頭問號

為了找答案，我到坊間找書，但相關的書籍實在不多。只要打聽得到的專家，道聽塗說也好，就帶著孩子去了解和測試。感覺統合中心去了不止一家，都說兒子的問題是因為感覺統合失調所導致。我們不只到中心做訓練，也買教具回家自己做，不但趴在滑板上，抬著頭對牆推球，還教兒子趴在滑板上，由治療師或我幫他轉圈圈，天天做天天練。其實，這些本就是兒子的強項，他從小無論在台灣或美國，玩得更多、更有趣。他身手靈活，打球、爬樹，樣樣行；只是，因為衝動，狀況也出了不少。在兩個不同的中心，感覺統合訓練了將近一年，我們母子動作都非常地純熟。但我轉得滿頭問號，因為他的學習和行為問題依然。

我始終不解，如果那些動作訓練可以對孩子的手眼協調、不專心和過動有幫助，何不去學一項運動嗜好？無論是打球或游泳，皆可達到手眼協調的目的，戶外室內皆可，好玩又健康，還可以設定新目標，不斷進步，又有成就感。無論是不是過動兒，至少學會一項運動技能，多了一項嗜好選擇，一輩子隨時可以以球會友或自己鍛鍊，健康而生活化。這樣地趴在滑板上轉啊轉的，能轉出什麼成就感？將來可當作一種運動嗜好、「轉」一輩子或以「轉」會友嗎？後來，我們放棄了感覺統合訓練，把錢和時間省下來，另尋出路。

他真的是過動兒

醫院去了不止一家，掛過不同的科別，因為搞不清楚到底要掛哪一科，小兒科、復健科、腦神經科還是兒童心智（精神）科？心理諮商？職能治療？尋找第二意見（second opinion）？直到台大醫院兒童心理衛生中心確診為過動兒。記得看完報告當天，開車從台大醫院回家的路上，我的眼淚不停地流。回想過去這些年來的點點滴滴，往事一幕幕，有些疑惑得到了部分答案，但仍有一大堆的問號。四十分鐘回家的路上，好像開了幾年似的。說來神奇，當天兒子坐在後座，不再翻滾，難得地安靜。

從接受到採取行動

依據廣泛被引用的庫伯勒—羅絲模型（Kübler-Ross model），走出失落悲傷有五個階段，從否認、憤怒、討價還價、抑鬱到接受。或許是因為已面對質疑、批評和自我懷疑多時，台大醫院的確診並沒有讓我太意外；也或許是因為迫在眉睫，面臨兒子即將上小學，許多事情需要決定安排，回家路上的那四十分鐘，我好像已走過了前面四個階段。車子到家，擦乾眼淚，我不但接受，更想找到一堆問題的答案，好決定下一步該怎麼做，馬上採取行動。

經與學校和老師討論，我決定為兒子申請延緩入小學一年，無論在語言方面（因從美國回來）或學校的適應，多爭取一點的時間，因為他在某些方面的發展好像比其他孩子慢了些。許多人說：「不要讓孩子輸在起跑點。」顯然，我有不一樣的解讀和看法。

同時，無論在台灣或美國，只要有機會，我就去找相關的資料或書籍。那時是一九九二年，還沒有Google的一鍵點擊即可搜尋全世界資訊。我知道過去這些年來，對過動兒的認識，因著研究和科技的發展，有很多的發現。我也知道沒時間土法煉鋼，兒子不會重新長大一次。在台灣道聽塗說的說法和另類療法很多，有些還彼此互相矛盾，哪有那麼多時間和金錢每種療法都嘗試，每個療法一嘗試，不是半年就是一年以上，不但有排擠效應（沒有錢和時間去做其他的治療），再回頭，可能已錯過早期療育的黃金時間。雖然永遠不嫌太遲（It's never too late），但我不想浪費時間和金錢，也不想一次次地期待落空。

於是，我開始相關書籍的翻譯。同時，像拼圖一樣，想要拼出ADHD注意力缺陷過動症的圖像。

哥倆好

剎不住車，停不下來

大兒子和我都說，弟弟是我們見過世界上最可愛的小baby，直到今天，二、三十年後，我們還是這麼認為。大兒子過動哥還會再追加一句：「不是因為他是我弟弟，我才這麼說，我是非常客觀的，真的，我的弟弟是我見過最可愛的baby！」

兄弟兩人的感情還真的不錯。雖然成長過程中，衝動又過動的哥哥常帶著弟弟闖禍，有時弟弟會受傷，或者我被嚇得兩腳發軟，甚至大發脾氣。

許多ADHD（注意力缺陷過動症）相關插畫，如我的著作《我愛小麻煩》的封面、繪本或電影，如《逆風少年》（Different Drummers）中常有的一幕，在我們家也曾經上演，就是過動兒騎著或推著車子往下坡直衝，在車上的不見得是過動兒本人，衝啊衝，刺激又過癮，最後剎不住車……X@#$%^&*!XX！

那時弟弟兩、三歲，有一天我們家過動哥心血來潮，要教弟弟騎腳踏車。弟弟騎著小三輪車，哥哥在後面推，興奮得往前衝啊，越推越快，越推越high，弟弟短短的小腳和那三輪車小小的輪子，哪來得及轉！說時遲那時快，撞到路面一個凸起，連人帶車倒栽蔥，弟弟連滾帶翻摔了出去！哥哥把滿臉是血、下巴掉了的弟弟帶回家找媽媽，我的怒氣可以想見。至今，弟弟的下巴常可發出喀喀聲，就是從那個事件之後開始的。

另一個事件也反映了兄弟兩人的感情，以及哥哥的衝動和過動。弟弟嬰幼兒時腸胃較弱，有一次腸炎嚴重到住院掛點滴，小小的手背上插著點滴的針頭，為了怕嬰幼兒亂動，護士阿姨在弟弟的小手背上黏蓋了個小小的紙杯（像裝冰淇淋的小紙杯）。過動哥與弟弟幾天沒見，到醫院看到弟弟，好高興，尤其那些點滴管子和小紙杯，對哥哥而言新奇又好玩。當時我不懂這樣新奇的刺激，容易讓過動兒high起來，我交代哥哥坐在床邊，我去護理站一下。沒想到只是一下下，回到病房，嚇了一大跳，點滴架和瓶子倒在地上，哥哥在病床上，弟弟在地上，小冰淇淋紙盒不翼而飛，針頭跑了出來……管他什麼優雅不優雅，我當時應該是氣到連頭髮都站起來了：「你是要把弟弟弄死嗎？」我們三人都嚇到了。

弟弟眼中的哥哥

這是弟弟約七歲時寫的：

我有一個哥哥，他是個過動兒。
他常捉弄我，要我跟他比賽、比臭，
我們常吵架、打架，

上英文課時，他會尖聲怪叫，並捉弄別的小朋友。
但我喜歡跟他一起玩，
我們好的時候非常好，壞的時候非常壞。

我的電動技術都是哥哥教我的，哥哥是電動高手，
哥哥還是搭樂高的高手，素描也畫得很棒。
他要我做什麼事，我都一定得做，
他生病時我會好好地照顧他，還幫他蓋被子。

我的哥哥為什麼有身心障礙呢？
我的哥哥為什麼是過動兒呢？
我的媽媽知道為什麼，可是我不知道。

我的哥哥很容易衝動，
他明明知道不該做的事，還是會忍不住做；
像我這種孩子，就不會這樣，

因為我的哥哥是過動兒。

不過，他以前是這樣的小孩，現在不一樣了，

他現在大部分的事情都可以忍得住。

哥哥長大生的孩子會不會是過動兒？

弟弟不但從小就發展出跟哥哥的相處之道，還常在我氣到不行、跟哥哥一起理智線都斷掉的時候，成為我們之間的潤滑劑。我們曾開玩笑說我們注定是一家人，弟弟一定是在天上看到媽媽像個小仙女掉在泥巴漿裡，快不行了，因此趕快提出申請提早出世，滾到凡間，所以早產。

簡直是罄竹難書

二〇一三年，我和剛從北藝大戲劇系畢業的弟弟應雲門舞集舞蹈教室的邀請，跟兒童舞蹈班老師們分享與過動兒相處的經驗。大家坐在舞蹈教室大地板上Q&A，有位老師問我們家弟弟：「從小有這樣過動的哥哥，你會不會覺得自己很倒楣？」

我們家弟弟想了兩秒，回道：「從來沒有，因為我以為每個人家的哥哥都是

這樣。長大以後，我才發現我們家哥哥不太一樣。」

弟弟再加一句：「說真的，長這麼大，我還沒遇見過一個玩伴像我哥哥一樣，這麼刺激、這麼好玩！」

老師追問：「你們玩過最刺激的是什麼？」

弟弟拿著麥克風，猶豫了一下，轉頭，憐憫又尊重地看著一旁的我，也就是當天的講師。

他說：「我不知道要不要講，因為媽媽應該不知道，我怕會嚇到她。」

我馬上拿起麥克風說：「感謝主，你們都還活著！你還是不要講好了……」

當場，老師們笑成一片，倒在地板上。

如今，與兩個兒子聊起過動哥小時候闖的禍，常是我們家餐桌上的下飯小菜，可以講不完、笑不完，簡直是罄竹難書。

學習原諒的功課

成長過程中，過動兒子闖的禍常讓我嚇到腳軟，接下來的就是怒不可遏，什麼優雅和氣質全都不見！記得有一次兄弟倆在浴室洗澡，哥哥又闖禍，弟弟痛得大哭，我氣得大罵哥哥，還邊罵邊打。處罰完後，看到弟弟不哭了，但躲在客廳沙發一角。

當天晚上就寢前，躺在床上，我幫弟弟揉他腿上的瘀青，問他還痛不痛？

弟弟說：「媽媽，沒有辦法，只能原諒哥哥。」

霎時，我的眼睛又溼又熱，心想：「我還在生氣，還在心疼，弟弟這麼小，就懂得原諒，以德報怨，真不簡單。」

沒想到弟弟接著說：「妳這樣打他是沒用的，因為等到妳不在的時候，他一定會把我打回來。」

童言童語，多麼真實！是啊，這樣以暴制暴是行不通的，只會增加他們兄弟相處的困難。

是的，我不得不學習原諒的功課，不過，要原諒什麼？人和行為是可以分開的？得先了解到底要接納、原諒的是什麼，真實地去面對，才能控制我自己的情緒，不再這麼狼狽呀。

書寫，為生命找出口

版權還沒買，已經翻譯好了

那幾年的夏天，我常帶孩子回美國谷心鎮上短期的暑期班（Summer School）。孩子上課時，我回大學校園去搜尋相關資料，也到大學圖書館、書店找書，教育系向我推薦《Maybe You Know My Kid》這本書。我在書店買到這本書的時候，迫不及待地坐在地板上讀了起來，數度淚眼模糊。那些熟悉的情境、熟悉的挫折，好像沒有國度的限制或文化的差異，跨越了不同的語言，一樣的母親的挫折和直覺。

回台灣後，想到若只有我一人讀這本書，還要講給其他人聽，跟不同的人溝通，從家人親友到不同的老師，尤其孩子的爸爸，工作那麼忙。何不我自己邊看邊翻譯成中文，給有需要的人看，大家一起受惠。就這樣開始著手翻譯，翻完後，朋友提醒，何不出版？我才開始思考，這麼冷門的特殊教育書籍，有哪家出版社願意出版。

經人介紹，與商周出版社的何飛鵬先生見面。我拿出已翻譯好的稿子，何先生第一句話問：「版權買了沒？」我愣了一下，回答：「沒有。」我傻乎乎的，想都沒想到買版權這回事，就一不做二不休地給翻譯完了。我還從市場行銷的角度，想說服何先生。我說，這個市場不小，就算過動兒的書籍再冷門，以ＡＤＨＤ的發生率（大約百分之五）和我身邊許多有需要的家長和朋友初估，賣一、兩千本一定沒問題，出版這本書不會虧本，又可以做好事。其實何先生是有見識又爽快的人，當下一口答應出版此書。

對台灣特別的意義

感謝台大宋維村醫師百忙中，於春節年假期間，看完了譯稿並為此書寫序，讓這本書除了故事和知識的傳遞，更有對台灣過動兒的服務網絡、兒童精神科、臨床兒童心理和特殊教育相關資源的反思和建議，增加了此書對台灣特別的意義。宋維村醫師在本書的推薦序〈建立完整的過動兒服務網〉中寫道：

約一個月前，何善欣女士在約定的時間來找我，談了不少過動兒的原因、治療及教導過動兒的困擾，以及如何幫助台灣的過動兒……更難得的是她本著人溺己溺的同情心，有計畫地幫助過動兒、過動兒的家人及老師。她發現台灣有關過動症的資訊非常貧乏，為了促進大家對過動兒有正確的認識，她將《不聽話的孩子？》這本書譯成中文，使大家有機會透過這本書了解過動兒。

這些年來，在美國出了不少描寫自己或家人生病或瀕臨死亡經驗的書。這些書共同的特點是對生病的經過和感受有很深刻的描述，對求醫過程的不便、醫療的不人性及醫生之間對疾病看法的不一致，表達不滿和無奈，以及對疾病提供比較正確的知識。因此，這類書實在兼具發抒情感，反映病家的需求，檢討醫療、教育、社會福利的缺失，及提供醫療知識的功能。《不聽話的孩子？》這本書也是如此。

這時，我和大兒子都認為全世界最可愛的baby，已唸幼稚園了。聽著大人們談過動兒，有一天，弟弟趴在地板上，拿了一張紙和一枝筆，不到一分鐘，畫了一個過動兒，也就是他哥哥。此畫成了本書的封面，日後也成了中華民國過動兒協會廣宣摺頁的首頁圖像。協會能省則省，不需付費。

後來，《不聽話的孩子？——過動兒的撫育與成長》於一九九六年出版，原屬特殊教育領域的冷門書籍，兩、三年間數次再刷，銷售萬冊以上。二〇〇一年，新手父母出版社接手，繼續本書的最新增訂版，仍由城邦文化發行。感謝何飛鵬先生、商周文化的編輯顧立平，以及新手父母的總編輯胡芳芳不斷地給我機會。就這樣隨著過動兒的養育，我不只翻譯，後來還創作、讀者投書、寫專欄，一路書寫下去，沒有停過。

多年後，有朋友問我，為何數次放棄工作、從事辛苦又收入不豐的翻譯工作？回顧過去，依然沒有後悔，這就是我之所以為我吧！其實，藉著文字的耕耘，我一邊學習，一邊印證自己養育兒子的經驗，同時，也是在為生命找出口。

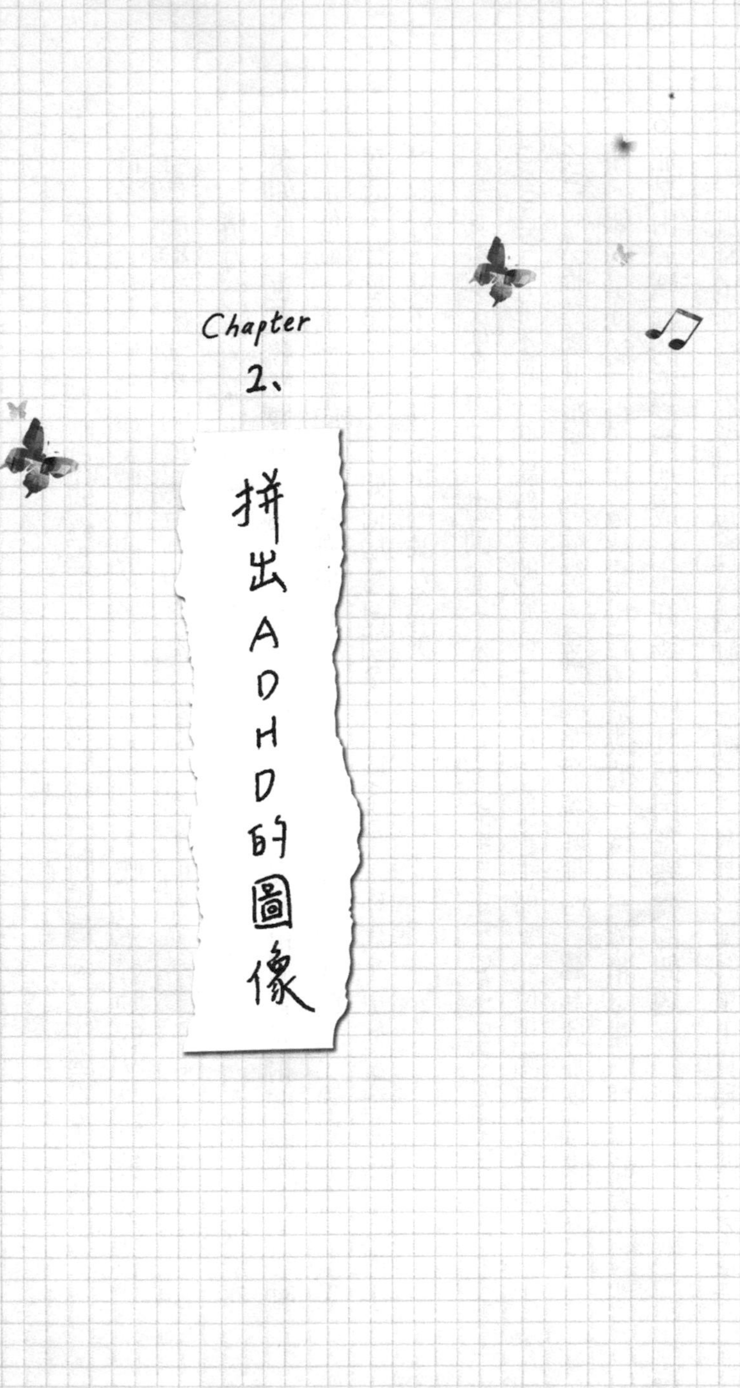

Chapter 2、

拼出ADHD的圖像

為什麼說他是過動兒

哪個孩子不好動？

養育我們家過動兒的過程中，最常被問到的問題是：「什麼叫作過動兒？」許多人無法理解健康又聰明的孩子，尤其是男生，哪有不好動的？誰能總是專心？有什麼檢查數據證明孩子有問題？為什麼要給孩子貼標籤？

精力充沛、專注力時間短、不容易遵守規矩本來就很正常，大部分的孩子都是如此，也都會慢慢成熟長大。若不是專業人員或沒有跟過動兒相處過的人，很難理解好動、活潑外向和過動有何差別？一般沒有專注力問題的人，更難體會什麼是專心，什麼是不專心？如何檢驗證明？又怎麼會是一種病？更何況這些孩子長得手好腳好，又不笨，甚至男的帥女的美。

其實，注意力缺陷過動症（ADHD，Attention Deficit / Hyperactivity Disorder）並不是一個新發現的病症。早在一百多年前，一位英國兒科醫師George Still首次描述與此症近似的病徵。早期開始發現此症時，認為此症與腦傷或教養有關。如同早期認為自閉症是冰箱母親所造成的一樣（「冰箱母親」理論認為，自閉症是由於媽媽的冷漠所造成），許多人將其歸因為教養的問題。

此症的主要症狀為不專注、過動和衝動[3]，有其診斷評量工具和標準，不是一般人所謂的粗心大意、不喜歡讀書、神經大條、精力旺盛或活潑好動。

ADHD的成因

近百年來的研究結果指向，生理因素（腦神經生理異常）是與過動症的成因最有關聯的。許多基因、腦神經和影像研究（imaging study）的結果顯示，此症為腦部額葉皮質下迴路及多個腦區連結的異常，與腦內多巴胺、血清素、正腎上腺素有關，是常見的兒童神經發展疾患。研究也指出基因對此異常的影響，遠遠大於社會環境因素。社會環境因素的影響很重要，但並不代表父母的教養是導致孩子是過動兒的原因[4]。

神經科學方面的研究更進一步發現ADHD患者腦部的某些發展與功能，比同樣年齡的人晚成熟約二到五年；而這方面的晚熟，不是指整個腦部，而是與執行功能相關的腦部功能[5]。此症的發生，約有三分之二與基因和遺傳有關，少部分案例是因為腦部病變、腦傷或其他母親懷孕時的環境影響所造成。

ADHD不是單純的教養、意志力和心理方面的因素可以解釋的。雖然後天的

3.《注意力不足過動症，衛生福利部心理衛生專輯（03）》，附註一：診斷標準，DSM-5（美國精神疾病診斷與統計手冊-第五版）。衛福部網址請掃描下方QR Code。

4.《過動兒父母完全指導手冊》（Taking Charge of ADHD），Russell A. Barkley著，何善欣譯。

5.《ADHD不被卡住的人生》，Thomas E. Brown著，何善欣譯。

環境和教養可以影響症狀的表現或嚴重程度，但研究結果顯示過動兒不是吃出來的，如果飲食不當，就應改變飲食習慣，那不叫過動兒；過動兒也不是被養成的，如果是教養的問題，就該改變教養的方法，不該為孩子貼上過動兒的標籤。

ADHD的命名

談到病理上的證明，ＡＤＨＤ國際權威專家巴克立（Russell Barkley）博士在《過動兒父母完全指導手冊2014》中寫到：

「很多正式疾病的存在，並沒有病變或病理的證明，過動症就是其中之一……如大多數智能障礙的案例（以唐氏症Down's syndrome為例），任何的腦部掃描都找不到腦部受傷或明顯的病變現象，還有兒童自閉症（child autism）、閱讀障礙（reading disabilities）、語言障礙（language disorders）、躁鬱症（bipolar disorders）、重度憂鬱症（major depression）、精神失常（psychosis）；還有許多其他醫療上的疾病，如早發性阿茲海默症（early stage Alzheimer's disease）、初發型多發性硬化症（initial onset of multiple sclerosis）和很多癲癇（epilepsies）的案例。……所謂的『疾患』（disorder），是指其『功能失調，造成傷害』，而不是有病理上的原因。」

因著研究對此症的發現和了解，此症的命名從輕微腦傷（minimal brain damage）、輕微腦部功能失調（minimal brain dysfunction）、過動兒症候群（hyperactive child syndrome）到注意力缺陷過動症（Attention Deficit / Hyperactivity Disorder）等，不斷改變。

而這些年來，有關ADHD的繁體中文翻譯，在相關書籍和文章中，我將attention deficit譯為注意力「缺陷」，而不是注意力「不足」，因其注意力方面的問題，涵蓋注意力之持續、轉移等不同面向，不是單純的「足」或「不足」的問題，也不是注意力「越足越好」的概念。而我將hyperactive譯為「過動」，而不譯為「好動」或「多動」，是因為此症所謂的「動」跟天生性情好動不一樣，也不是絕對的活動量大的問題，許多運動員、舞者、勞動工作者的活動量更大。此症患者的「動」常是沒有生產力的「盲動」和不知所以的動，且常在「不該動的時候和不該動的場合動」，取其「超過了正常合理範圍的動」之意，故譯為「過動」。

有那麼多過動兒嗎？

ADHD的主要症狀

注意力缺陷過動症的三個核心症狀為不專注（Attention Deficit）、過動（Hyperactivity）和衝動（Impulsivity）。

所謂的不專注，不是一般人難免都會有的不專心的情形，如因為不想學習（沒有動機）、睡眠不足、有心事、生病、焦慮或憂鬱等原因導致的不專心。此症的不專注是無法在一件事情上持續地專注，想專心但做不到。常表現出的症狀和行為有粗心大意、有聽見但好像「有聽沒到」、沒有組織條理、因無關的刺激而分心、逃避需要持續動腦的工作、忘東忘西、丟三落四等。

此症的過動和衝動，不是指絕對的活動量大，也不是一般的所謂活潑、喜歡戶外活動。如果該動的時候能動、該靜的時候能靜，就不是問題。患者的動，常是在不該動的場合及不該動的時候的動，不是不懂規矩，不是不願意，但就是停不下來。且常是沒有生產力的盲動，好像被馬達驅使般停不下來，如上課時走來走去、在應該要坐著的時候離席、手腳抖動或在座位上蠕動、話很多、插話、很難輪流排隊、貿然打斷別人說話或侵擾他人進行的活動等，在青少年或成人是坐立不安、急躁或坐不住的感覺。

當孩子可以持續專注的時間很明顯地總是很短，過動和控制衝動的能力與同樣心智年齡的孩子相比，極不相符，甚至明顯地負面影響其學習、生活和與人的相處，甚至影響其工作品質和表現，為周圍的人帶來困擾時，就是需要專業的協助和診斷的時候。

但是，無法專心和控制衝動及過動，到什麼程度是「與同樣心智年齡發展不相符」？對許多新手上路、只生養一個孩子，或孩子都是在家自己帶的父母，因沒有經驗和參考比較值，很難判斷。因此，很多個案是在學齡前後，因學校較有結構的環境、教室規範、課業上的進度要求或需與同儕互動，其問題才較明顯地顯現，有時是由老師提出需要專業的評估和診斷的。我們家大兒子，就是在入小學前確診為過動兒的；而弟弟的誕生，有了參考比較值和對照組，對我這個母親的觀察與判斷很有幫助。

診斷標準和盛行率

目前，國際上最普遍被使用和參考的ＡＤＨＤ診斷標準為ＤＳＭ-５（美國精神疾病診斷與統計手冊Diagnostic and Statistical Manual of Mental Disorders），二〇一三年公布的最新版本第五版。診斷準則中除了明列不專注、過動／衝動各九項症狀，須滿足其中六項（或以上），至少持續六個月，且需於十二歲以前、兩種以上不同的情境出現（如在家、學校、親友家或工作場所等），並明顯地影響或降低社交、學業或職業功能的品質，且不是單獨出現於其他精神病症，或無法以另一種精神障礙症做更好的解釋。

根據DSM-5，此症的盛行率（Prevalence）在大多數文化族群中，兒童約為百分之五，成年人約為百分之二點五。巴克立博士（Russell Barkley）在《過動兒父母完全指導手冊》中說明：

「日本約有百分之七以上的兒童罹患過動症，中國有百分之六到八，法國高於百分之七，紐西蘭也達百分之七，這些是許多有做此症相關研究和調查的國家中的幾個數字。由此可見此症是不限國家的。在有些國家或許不叫過動症（ADHD），對成因和治療可能也知道不多（與這個國家的發展程度有關），或者他們還沒有把這個疾病列為正式的疾症，但此疾症的存在是事實，且是世界性的。」

ADHD在世界各地的盛行率約略不同，與不同的診斷工具、標準和樣本來源也有關。台灣的本土研究的盛行率約為百分之五到七。由此可以看出，過動症不但跨文化、跨種族存在，且是兒童階段最常見的發展障礙。

近年，有些人質疑過動症的發生率之所以越來越高，是否為過度診斷。除了光譜型的兒童神經發展疾病（如ADHD、ASD等），因診斷標準臨界值可能影響盛行率之外，診斷率的攀升可能與早期大家對此症不太認識，不會想到孩子需要診斷或評鑑有關，也可能與早期在某些國家對此症尚未有相關研究、診療機制和統計數據有關。另外，有些單純不專注型的患者，因沒有明顯行為上的問題，或不會造成老師班級經營太大的困擾，容易被忽略。布朗博士（Thomas Brown）的《ADHD不被卡住的人生》書中，即有特殊教育老師在教書多年後，才被診斷為ADHD患者的案例。

三種表現類型

注意力缺陷過動症又分為三種表現類型：**不專注型**（約占三成）、**過動／衝動型**（占比較低）和**混合型**（不專注、過動和衝動三種症狀都明顯顯現，約占五至六成）。其嚴重程度有輕、中、重度之分。女性比男性更容易以不專注為主要表現。兒童患者男女比約為四比一，此比例的差異，部分原因可能為男女生表現不一樣，男生較易出現外顯行為，如衝動、過動、破壞性的行為，較容易被早期發現和治療；反之，女生常以不專注、焦慮、憂鬱等內顯行為表現，較不易被早期發現，可能遲至青春期或成人才被診斷發現。

由此診斷標準可以看出，ADHD的診斷須一段時間觀察行為發生的頻率、嚴重程度、在不同的情境下的表現，以及對學習、生活及功能造成的影響。診斷評量時，除了醫生專業晤談和診察、心理衡鑑工具（如專注力／過動量表等）的專業檢測之外，父母和老師的主訴紀錄和問卷填寫相當重要。父母和老師提供的資訊越確實、完整，越能夠幫助專業團隊正確地診斷。有時為了排除是其他原因造成的影響，醫生還會做一些其他的身體或生化檢查。

ＡＤＨＤ的診斷評估並不容易，且常有共病的情形發生，臨床上常見和特殊學習障礙（Learning Disabilities）、自閉症類群障礙（Autism Syndrome Disorders）、妥瑞氏症候群（Tourette Syndrome，又稱抽動症tics）、強迫症（Obsessive Compulsive Disorders）、對立反抗行為（Oppositional Defiant Disorder）等同時出現，使得此症診斷的難度更高。故建議不要輕易地貼標籤，應找專業、值得信賴的專業人員與團隊診斷和評鑑。父母親帶孩子接受診斷評鑑之前，最好先做功課和準備，包括孩子在家和學校的情形和相關的紀錄等。

有沒有過動大人和老人？

過動兒長大會好嗎？

在養育大兒子的過程中，許多人安慰我，孩子長大了自然就會好。過動兒長大了就會好嗎？有過動大人或過動老人嗎？

其實，注意力缺陷過動症不只會出現在兒童身上，也不見得長大了自然會好。雖然隨著年齡的增長，過動的症狀會舒緩，可能轉為坐立不安、急躁或坐不住的感覺，但約有一半以上患者的不專注和衝動會持續到成年。青少年或成人（滿十七歲以上）的診斷，依DSM-5的診斷標準，於其不專注的九項症狀和過動／衝動的症狀中，各需至少出現五項以上。

許多過動兒因受到其症狀的影響，不但在人際、學業、生活等各方面表現不佳，有些可能因常被誤解而發展出對立反抗行為；有些則是因為長期的挫折，導致沒有自信或情緒問題。日後即使過動的症狀逐漸舒緩，已衍生出來的情緒或行為問題，可能影響其後來各方面的適應和發展。研究顯示，沒有治療的患者，不但平均受教育年限時間較短，中輟、犯罪、成癮或物質濫用（substance abuse）的比例較高；但若有早期介入與治療，可避免症狀複雜化或衍生出更多的問題，甚至連受傷送急診的比例也可顯著地降低。

這些年來，朋友看著我們家兒子長得好，會安慰我其實我們家過動兒已經好了、沒問題了。我了解朋友的善意，但其實ＡＤＨＤ和ＩＱ是兩件事，和長得好不好也無關。有時若沒有與患者相處或互動，如一起工作或生活，從外表不一定看得出來。有些過動兒不見得是「已經好了」，而是患者已發展出管理自己的策略和安頓自己的方法。面對這樣一個無法根治的病症，不是一句「已經好了」或「還沒好」就可以解釋的。布朗博士在《ＡＤＨＤ不被卡住的人生》中寫道：「最近針對過動症患者的研究顯示，包括男性與女性，去除其他共病疾症，ＡＤＨＤ的不專注和過動症狀的嚴重程度，和生活中的負面事件，如失業、分居、離婚、財務問題、生活水準降低等，是有關聯的。」

專業多元的治療和幫助

幫助過動症患者的專業團隊，除了兒童精神科醫師（不同的醫院有不同的科別名稱如：兒童精神科、兒童心智科、兒童心理衛生中心、身心科等），還有臨床心理師、職能治療師、特教老師、諮商心理師、輔導老師等。治療模式包括藥物治療、認知行為治療、行為治療、心理治療、諮商輔導、特殊教育、專注力訓練、社交技巧訓練等等。同時，父母和普通班老師是跟孩子最先接觸、相處時間最多的人，因此父母訓練（parent training）和普通班老師相關知識的充實相當重要。尤其，父母親像是守門員，常是決定是否帶孩子去診斷治療、為孩子爭取資源的人。專業多元的幫助，包括醫療、教育和家庭三個面向，不但可幫助患者在重要的學習階段有較好的學習效果、累積成功的經驗、建立自信和習得與人互動的技巧，更可發展出適合的學習策略和自我管理。

藥物治療

至於藥物治療，不是每一個個案都需要服藥。藥物也不是萬靈丹，沒有所謂的藥到病除、馬上見效的藥，更沒有吃了可以變聰明的藥。到目前為止，並沒有任何藥物可以根治ＡＤＨＤ。過動兒所使用的藥物，經多年的研究和驗證，若依醫生處方、正確使用、配合回診，是安全性相當高的兒童用藥。許多研究和案例顯示，藥物加上行為方面的治療效果是最好的。

治療過動兒的藥物屬處方藥，醫師會考量患者的年紀、體重和症狀等情況開藥。每個患者因體質個別差異，對藥物的反應不盡相同，需回診和醫生討論或微調，以達到藥物治療最好的效果。各種可能的副作用，如食慾不好、反彈效應等，大部分是可以經過適應、微調或轉換其他藥物而改善的。傳說中的抑制生長、上癮等，其實並沒有科學根據。有些父母因為害怕藥物但又在乎孩子的成績，只在考試前和考試時讓孩子服藥，考完後自行停藥，這樣的用藥方式不但效果不好，更容易導致偏差和藥物依賴的心理。

正確的用藥心態

許多父母面對藥物治療，相當掙扎，總覺得若讓孩子用藥，好像承認自己失職或無能；或者有人認為那是大人（父母和老師）為自己卸責，以藥物控制孩子，是不道德的。其實，與其盲目地排斥藥物，不如花點心思先了解再做判斷和決定。藥物治療最重要的是正確的用藥心態，父母應先了解ＡＤＨＤ，再了解藥物的幫助為何，同時也幫助孩子認識自己，發展適合的學習策略和自我管理。藥物治療並不是讓孩子在神智不清的情況下，被藥物控制行為，不知自己在做什麼，然後就上癮了！藥物是輔助，好比戴眼鏡一樣，它治不好眼睛的問題，但可以讓患者看得清楚，提高受教度，有較好的學習效果，維持較好的生活品質。

藥物無法幫孩子讀書，服了藥後，還是要花工夫讀書，把沒學會的學會，做完該做的報告，成績才會改善。藥物也無法改善人際關係，面對需要修復的人際關係，就算服了藥，患者仍需改善與人互動的技巧和花時間，關係才能修復。藥物也不會幫助孩子找到人生的價值、方向、夢想和熱情，也不會教育孩子成為一個有品格的人。天下沒有那麼神奇的藥物，每個人的人生當中，必須要做的選擇、決定和努力，無論過動不過動、吃藥不吃藥，都得面對！負責任的用藥態度，是幫助孩子學會為自己的行為負責，成為自己的主人！

曾經協助處理一個過動學童的個案，母親因害怕孩子被貼標籤和藥物傷身、上癮，堅持不看診治療，另尋出路，嘗試各種另類療法。正值青春期的兒子，因在校問題不斷而被排擠，最後鬧自殺，連媽媽也活不下去了。當時，我不斷思索什麼是真正的慈悲？如果連眼前今天都活不下去，明天都沒有了，還怕什麼？

知識就是力量

因社會發展和文化的因素，有些國家、有些人對障礙的認識始終停留在肢體障礙、智障等由外表馬上能辨識的障礙；對外表看不出來、需要用心和時間觀察的心智方面的障礙，始終無法接受，甚至認為那是在貼標籤，或當事人自作自受。殊不知，不接受、不面對專業診斷和治療的結果，反而讓患者的問題和需要沒有被客觀地、不被批判地接納，反而被貼上更不堪的標籤，如不聽話、不努力、懶惰、沒毅力、沒家教、被寵壞、不負責任、劣根性、叛逆、孽種、忤逆、犯上、不孝、討債、因果報應、祖先沒積德、祖墳沒安好等等，帶來更多的無助和更大的傷害，讓孩子及其家庭更得不到支持和盼望！

每當見到放棄自己、想要自殺的過動孩子／青少年，或憂鬱又筋疲力竭到無以為繼的母親，或是把自己和孩子關在家裡不出門的父母，還有在監獄裡因過動白目被霸凌虐待致死的過動兒案例[6]，我就深深地感謝現代科技的發展。因為新的研

6.《16：是誰讓少年帶著痛苦與懼怕走完他的人生？》，王美玉、午台文著。

究和發現，讓我們對ADHD有進一步的了解，也有了更多的解決方案可供選擇。就像我的朋友，為她患有第一型糖尿病（先天性）的女兒感謝主一樣，雖然女兒可能一輩子都需要治療，但可選擇手術、服藥，甚至每天晚上為自己注射胰島素等治療方法，至今仍在經歷花樣年華的青春生命。

知識就是力量，我一路走來，深刻的體會。

迷霧中尋找方向

迷思與誤解

隨著過動兒子的成長和新的研究發現，不斷更新我對ＡＤＨＤ的認識。然而，從二、三十年前大兒子確診，到現在長大成人，社會大眾對過動兒似乎仍存在著許多誤解和迷思。

人們因為無知或不自覺的限制，很容易將一些問題歸因於表象的關聯。例如，許多人認為ＡＤＨＤ是其個人「意志力」的問題，或是管教不當所導致；如同許多人認為窮人之所以貧窮，是因為懶惰、愚蠢或不夠努力，殊不知之所以貧窮，有許多系統性和結構面的原因，不見得是單純的個人因素。ＡＤＨＤ經多年科學研究證實，其成因與腦部生理功能有關，不是單純「個人意志力」和「管教不當」可以解釋的。

個人意志力和家庭教養

過動兒不是「吃」出來，也不是「養」出來的。而且一旦談到教養，一般都認為是媽媽的責任。其實，一個孩子若是過動兒，大部分的成因與基因有關，雖然被診斷出來的時間或症狀表現不一。過動兒不是「變成」的，有人誤會以為有些孩子原來不是過動兒，但因飲食或教養不當，後來成了過動兒。過動兒也不是「學來」的，有人誤會以為有些孩子原來不是過動兒，但交了壞朋友，變成了過動兒。

也有許多人認為過動兒是因為「意志力」薄弱，是他自己沒有決心要好好讀書，或沒有足夠的「意志力」管好自己。這樣的誤解，讓過動兒從受害者（因其成因與天生腦部生理功能異常有關，又不是過動兒自己去登記申請要成為過動兒的），變成了加害者（因他意志力薄弱、不聽話還闖禍影響別人）。最後，甚至連許多過動兒和母親也都認為是自己的錯，無論是生得不好、養得不好或孩子自己不長進。

我曾經為了幫兒子爭取更適當的教學環境，不斷地與校方溝通，甚至淚灑教務處。也曾於天色已黑，驅車接回仍被罰半蹲的兒子，學校空無一人。老師給我的答覆是：「自己沒有做好家庭教育，不要找藉口，說是什麼過動兒！」

回想起親友對我和大兒子的誤解，因為老二的出生和成長，許多熱心「教導」我應該怎麼帶孩子的親友，不那麼熱心和費心了。弟弟學校的親師座談，數次有家長問我孩子是如何教的，教得這麼好，我常回答：「不是我教得好，是老天給得好。」我們家老大，從小看著弟弟專注學習的樣子，常會讚嘆：「弟弟好專心喲！」到如今長大成人，哥哥還是很欣賞弟弟做事情時的持續專注和認真，那是哥哥想要但不容易做到的，尤其是面對他沒有興趣又需要高度心智活動的事情時。

ＡＤＨＤ症狀表現的不一致

除此之外，過動兒症狀表現的不一致和不穩定，也常讓人對ＡＤＨＤ充滿了疑惑和誤解。

ＡＤＨＤ症狀表現的嚴重程度與環境有關。例如，有時過動兒可以長時間在電腦前面玩遊戲或上網，卻遲遲無法啟動、持續專注地去完成該繳交的作業和報告，這不一致的表現常讓人無法接受。也就是說，所從事的活動性質和內容、是否有興趣和動機、學習環境、教育方法等，雖不是導致過動兒的成因，但可以影響其症狀的表現。這一點不只讓旁人不解，甚至連老師、父母和孩子本身都會覺得困惑。《ＡＤＨＤ不被卡住的人生》一書針對患者受損的腦部執行功能，如何「啟動」、「聚焦或轉移注意力」在一項工作或活動上，有清楚的說明和案例。

基於上述兩個迷思和ＡＤＨＤ症狀表現的不一致、不穩定性，直到二、三十年後的今天，仍有許多人質疑「注意力缺陷過動症」是否真實存在，認為這不是需要大眾關注或了解的議題，更不需要給予社會資源，而是過動兒及其家庭應自行承擔的後果。

一起面對ＡＤＨＤ，而不是把孩子和彼此當成問題本身

因此，許多過動兒家庭承擔了多重的壓力，要面對此症、解決問題、好好過日

子，已經不容易，對孩子和父母都是壓力；另外，還要承受外來或彼此的指責。夫妻間因看法和教養方式不同，經常會有爭吵和歧見，再加上自責和長輩親友的不諒解與介入，那多重的壓力可以想見。有報導指出，百分之六十的過動兒母親，自尊心和自信心較以往低落，約四分之一的母親後來會罹患憂鬱症，而這樣家庭的離婚率是一般家庭的兩倍。如果對過動症有多一點認識，就會了解孩子、父母、老師和治療者應站在同一陣線，一起面對ＡＤＨＤ，而不是把孩子和彼此當成問題本身。

回想我們一家三口在美國奧勒岡州谷心鎮，的確有一段較安靜美好的日子。當時的環境不一樣，小鎮生活單純，步調緩慢，到處是公園和草地，學校師生比較低，教育理念和老師的態度也不同，給兒子的個別差易很大的包容空間。而我們夫妻二人暫時沒有工作的壓力和親友的論斷，壓力也較小。雖然當時大兒子還未診斷為過動兒，並非沒有狀況，進入蒙特梭利學校的時間因不夠成熟被延後，但日子確實沒有那麼雞飛狗跳。我因此有勇氣生下老二。

回台灣後，大兒子即將入小學的壓力，加上環境的改變，以及周邊親友的眼光要求和指責，出國前的壓力又排山倒海而來。雖然我再度辭去工作，家中仍像個壓力鍋。尤其孩子放學後，常接到學校老師或同學家長的電話，我不是回頭問問兒子在學校發生了什麼事，就是忙著向同學家長說明道歉。漸漸地，我開始有黃昏焦慮症，眼看著太陽西下，孩子回家，害怕電話又要響起。除此之外，老公總是忙於工作而缺席，我總覺得自己一張嘴、一個人要面對許多的質疑和問題，狼狽和疲累揮之不去。

看到一線曙光

如果，社會大眾對ADHD有多一點的了解，許多異樣的眼光、誤會或排斥，是否會減少一些？如果，過動兒父母或老師多知道一些相關的知識，許多無謂的自責、夫妻間的爭吵、學校和家長之間的對立、踢皮球，是否會減少一些？多麼期望，我們的社會除了外表用「眼」能看得到的障礙（身體方面的障礙），還能有多一點的深度和廣度，用「心」去了解一些在表面上看不出來的隱藏性障礙和需要。

有時，有些事我雖然知道，不見得做得到，常覺心有餘而力不足。日子也不可能就我和孩子自己過，孩子不是在真空中長大的。在迷霧中，我好像慢慢找到了方向，看到了一線曙光。

安靜中的力量

獨立思考判斷的能力

養育過動兒，除了了解ＡＤＨＤ，知道面對的是什麼，還要有方法。回顧尋找答案和方法的過程中，科學的精神和獨立思考判斷的能力真的很重要。

有關ＡＤＨＤ的資訊和研究非常多，研究結果和發現也不斷地更新。例如，過動症的成因從早年認為是腦傷（腦部感染疾病、鉛中毒等）或養育不當所導致，經過百年以科學的精神、更新的技術，不斷地有進一步的發現，知道其成因與生理腦神經功能之發展和基因有關。

同時，注意力缺陷過動症屬於隱藏性的障礙，其心智、學習和情緒等方面的問題，不是以肉眼、外觀或具體的數值馬上可以分辨斷定的，需要相關評估診斷和行為觀察，還需要不同的人（父母、老師等）在不同情境下的觀察。這一點與身體方面的障礙很不一樣。再加上ＡＤＨＤ症狀表現的不一致性和共病的問題，更增加了診斷的難度，造成一直有人懷疑此症是否真實存在和標籤滿天飛的現象。

有些人質疑過動症是否真實存在，有些人指控ＡＤＨＤ是父母老師教養無方的藉口，有些人對藥物治療大加撻伐。其中雖不無可參考的提醒，但有許多表達意見的人，不但從沒有生、養、教或治療過動兒的實務經驗，也不知ＡＤＨＤ的定義和診斷標準，也不曾參考任何科學的研究報告，即開始道聽塗說，自成一套說法，或者不負責任地批評和論斷，這對每天在水深火熱中的孩子和父母，以及專業認真的老師或治療人員，真是情何以堪！

網路資訊和另類療法

此外，只要是治不好的疾病，就會不斷出現各種另類療法，以因應一直存在、未被滿足的需求。如今，透過電腦網路、手機和社群媒體，各種資訊快速地被傳播分享，過程中可以完全沒有經過檢驗、把關，即被廣泛地轉傳和點閱，任何個人的觀點、說法都可以在網路上發表。許多訊息背後可能有未被驗證的療法和內容，或被掩蓋的其他目的或利益，如推銷各種未經驗證的產品、療法或課程。

身為過動兒父母，一方面要保持客觀，接受新知和各種發現的可能，另一方面又要有獨立思考判斷的能力，做適度的篩選。否則，不只會被爆炸的資訊搞得消化不良又焦慮，還會被淹沒在各種衝突、矛盾的說法當中，或被看似充滿希望的訴求沖昏頭。眼看著金錢和時間不斷地流走，有些父母還在左衝右撞地期待像中樂透一樣，碰到一個「真正」的專家或「真正」有用的療法，這些現象都讓人無奈和心疼。

他們的商機，是我們的生機嗎？

ADHD以不同的面貌，在孩子不同的年齡和階段呈現，父母的失落、無力和無助是常見的。面對任何無法治癒的疾病，父母的焦慮和期待，總是許多人的商機。但是，他們的商機，是我們的生機嗎？身為家長必須少一點盲目的接受或拒絕，少一點速成中獎的心態，多一點獨立思考和判斷，才能減少時間白白地流逝和金錢的浪費。而且不斷地面對期待的落空，那種失落和無助，是很殘忍的。

經由翻譯書籍、閱讀資料，印證加上對照，我一塊一塊地拼接ＡＤＨＤ的圖像。我曾困惑、誤解，也曾無知和走冤枉路，更覺得不可能追逐各種五花八門的療法，有了正確的資訊才好判斷，因此我不斷地翻譯引進相關書籍。同時，也讓自己安靜下來，才能陪伴孩子，讓他也安靜下來。

二、三十年前台灣，相關的資源並不多，我曾經想過帶著孩子在美國定居受教育，但因老公的工作和公婆都在台灣，因此我想何不在台灣創造出需要的資源和網絡。於是，有了成立團體的想法，自助助人，和家長們及專業人士一起走這條路，做一個人、一張嘴做不到的事！

她真的是一位偉大的母親——阿香的故事

當年，阿香懷孕流產多次，即將成為高齡產婦，為了給夫家公婆一個交代，她決定領養一個男孩。孩子的生母是未成年的小媽媽，不會有婚姻，阿香很單純地因著同情和自己的需要，到法院辦了公證收養。

第二年，阿香懷了自己的孩子，順利地生下老二，成為兩個兒子的母親。

這領養的男嬰體質虛弱，不但住院，還需要吃特別的配方奶，一個月的花費不止三萬。也特別不好帶，一定要有專人隨時照顧，幾乎沒有保姆願意收。阿香的老公在工廠工作，阿香自己雖曾上班，因需要同時照顧公婆和兒子，便在家接案做手工副業，論件計酬，家庭即工廠，努力幫忙維持家計，同時帶大兩個孩子。

雖親自把兒子拉拔長大，但他橫衝直撞常全身是傷，有時讓人誤以為是家暴受虐兒。阿香總想，等他長大懂事一點，應該就會好些。好不容易等兒子進了小

※為呈現過動兒家庭不同的樣貌，以下四個故事也都是從生養了一個過動兒開始，是台灣真實的過動兒家庭的故事。經同意，由當事人口述，善欣採訪撰寫，並去識別化處理。

學，雖然很聰明，但從不將心思用在學習和功課上，問題百出，闖禍不斷。小學一年級時，阿香不得不帶他去看兒童心智科，診斷結果是過動兒。從此開始治療，不曾間斷。

後來，兒子知道自己並不是父母親生的，從此有了被拋棄情結。再加上親友的關愛和讚美總在弟弟身上，進入小學高年級後，過動兒子的對立反抗行為、焦慮和睡眠問題越發嚴重。除了帶兒子看醫生，阿香不但參加家長團體，還有空就去聽演講，多學習。

高中時，兒子沉迷於網路交友。為了見網友，不惜借錢，半夜坐火車東奔西走。阿香知道被視為麻煩人物又中輟的兒子，想在網路世界找到知心朋友。但第一印象不等於持久的關係，心智年齡一直沒趕上實際年齡的兒子太天真，雖有觀護人幫助，阿香也極力爭取特教資源，仍然問題不斷。兒子不但割腕自殘，還有卡債，不止一次惹上官司。最後，阿香被逼得不得不劃清界線，斷絕母子關係，讓兒子學習為自己的行為結果負責。阿香猶豫、不捨又自責，直問這樣做是對的嗎？

兒子成年後搬出去自己住，在加油站打工，不但需養活自己，還與一個智力正常但也沒什麼生活能力的伴侶一起生活。法律上的母子關係雖斷，但親情哪割捨得掉，除了心疼，還是說不出的心疼。再怎麼說自己是兒子最親的人，兒子狀況好的時候會說將來要照顧阿香，很貼心。有時兒子真的需要幫忙，阿香還是會出手，但知道界線要清楚，堅持兒子要有借有還。

阿香回憶往事，數度紅了雙眼，她滄桑的臉龐有一種特別的美，淡淡的，說不出的柔和和堅定。回頭望這一路走來，如果重來一次，阿香會有什麼不一樣的做法和選擇？阿香說：「大家都說我寵兒子，回想起來，其實沒有。但如果可以重來，不會再要求小兒子一定要照顧哥哥，也不會要求他們兩人一定要待在同一個團體。小兒子有自己的日子要過，有自己的人生要面對。兄弟感情不好，這應該是原因之一，弟弟怎麼扛啊！」

至於，ＡＤＨＤ的診斷和治療是否有幫助？「若沒有這些幫助，不知現在會是什麼樣子。但可以肯定的是若再來一次，我不會那麼執著兒子一定要在主流讀書，有些事比這更重要。我總覺得能力不夠，希望自己更有能力、更有照顧這樣特殊孩子的知識和方法。」阿香自始至終從沒有後悔領養這個孩子。

這兒子若是跟著親生母親，會更好嗎？許多事情不是孩子自己決定的（生為一個過動兒），也不是父母親選擇的（生或領養一個過動兒）。面對這樣的孩子，有誰知道自己的能力是足夠的？

這不就是慈悲和愛嗎？阿香真的是一位偉大的母親。

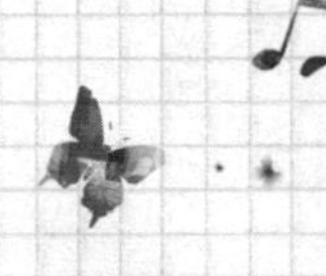

Chapter 3、

一個人一張嘴做不到的事

孩子不可能在真空中長大

跨越不同的語言和文化

在美國看到《不聽話的孩子？》原文書時，我坐在書店的地板上，邊看邊流淚，跨越不同的語言和文化，找到了養分與安慰。此書作者瑪麗．福樂（Mary Fowler）在序文中所寫的，帶給我非常大的啟發：

「在為過動兒爭取權益的過程中，我有機會與許多殘障朋友相處。我深深地感覺到，所謂的無障礙空間，不應只是外在環境的無障礙；最難克服的障礙是態度，是在人的心裡。我知道要改變人們對注意力缺陷過動症這種隱藏性疾症的看法和態度，還有很長的一段路要走。

「一般社會大眾很難體會，像我們這樣有隱藏性疾症的人，如過動症、失語症或認知處理障礙的患者，也需要無障礙環境。大家甚至不知道我們面臨什麼樣的障礙。有一天我參加一個會議，討論有關復健技術的更新。有一個人，雙腿健全地走上台，看來毫無殘障，請問大會有什麼新的技術可以幫助他。他有認知處理障礙，沒有辦法看電影，因為影像和字幕會在他腦子裡混成一片。他看來、聽來都不像殘障，但這隱藏性的疾症讓他找不到工作。他說，明年可能無法再來參加這個會議了，因為他沒有工作、沒有錢，目前住在他的車裡。」

三十年前的我和台灣社會，不但不太清楚什麼是過動兒，不曾聽過ADHD，更不熟悉所謂的隱藏性障礙。此症怎會和腦神經生理有關？要把一個手好腳好、長得可愛又聰明的孩子視為有障礙？開什麼玩笑！大家一定認為若不是這個母親有問題，就是家長和老師為自己的教導無方找藉口，再不就是藥廠和醫生想賺錢，給孩子吃藥，那是殘害發育中的孩子呀！

二十幾年前，當我站出來說明我是過動兒的母親時，質疑和排斥排山倒海而來。沒有母親願意或想要將自己的孩子視為有障礙！我知道我們不是在找藉口，也知道兒子聰明善良，不是故意的。我知道許多過動兒的家庭和我們一樣，經歷許多的誤會和無助。多少個無眠的夜，親友的誤解責怪，夫妻間的爭吵都是事實。

站在同一陣線

我原先尋找答案和真相的動機，是希望讓孩子和自己生活的品質好一點。但漸漸地，我知道許多家庭也經歷同樣的煎熬，而且孩子不可能關在家裡，也不可能在真空中長大。孩子需要朋友，需要與人互動，不只要面對不同的親友，小學兩年換一個導師和班級，會遇到不同的同學和家長。許多的資訊可以翻譯、引進台灣，台灣本地的研究和資源也可以整合推廣，但我一個人孤單又疲憊，能做的有限。因此決定要做一個人、一張嘴做不到的事，發起成立一個團體或組織，自助助人。

此外，老師們的挫折和需要，都是促成我發起成立協會的動力。在家長、老師，還有許多學者專家的支持之下，我開始了協會的籌備，期望父母、老師、專業人員和過動兒站在同一陣線，一起面對ADHD。

師大特教系洪儷瑜老師在《不聽話的孩子？》新增訂版推薦序中的鼓勵：

「注意力缺陷過動症（ADHD）並不是近年來才出現的新疾病……它在十九世紀就被發現，然而，這幾年來才逐漸被社會各界所重視與了解。這其中，除了ADHD患者本身受害其深之外，其家人——尤其母親的感受——往往最深。」

沒有社會工作的背景，也不是相關領域的專業人士，我憑藉的是將心比心和一股熱情。當時的我雖然身為發起人代表，對所謂的「社團法人」所知不多，更不了解如何經營帶領一個非營利組織，但我知道過動兒及其家庭的需要，就這樣一頭栽了進去。

力量的泉源

人的盡頭，是神的起頭

自大兒子五歲半確診為過動兒，到中華民國過動兒協會的籌備和成立，期間約有三、四年的時間。在《我愛小麻煩》的自序中，我寫道：

「結婚生子後，日子越過越糟。媽媽見我日益憔悴，一日流著眼淚說：『四個孩子中，妳最會唸書、最乖、最不用我操心，怎麼現在會這樣呢？』我說：『媽，妳以為台大外文系畢業，就代表一輩子永遠幸福快樂嗎？這是兩回事呀！』……我又何嘗願意讓母親傷心。」

其實，不只是母女抱頭痛哭，我開始面對自己的無知和驕傲。以前我總以為一個人只要努力，就可以把事情做好；若做不好，一定是不夠努力。因為覺得父母親辛苦，想讓父母放心，我總是努力讀書，從北一女到台大外文系。在美國帶著老大生老二，我一貫地認真努力，連碩士學位都是全優生（straight A student，各學科都拿到A），碩士論文得到全美該領域研究生論文競賽第一名。但是，面對過動兒子和婚姻，我雖抱著更大的熱情、愛和付出，卻充滿了挫折和無奈。

記得在美國最後一年的聖誕夜，當時老公已先回台灣工作。那個平安夜，我挺著大肚子（懷著老二）到學校音樂廳，坐在最後排，想安靜地休息兩個小時，聽波特蘭（Portland）的華人詩班獻詩。我對聖歌並不熟悉，也不太明白歌詞，只單純地想放鬆。聽著聽著，眼淚不斷地流下，哭了整場，覺得孤單得到了安慰，疲憊也被洗淨。音樂會結束，我原想從後門快速離開，一位在台上獻詩的姐妹，遠遠地穿著詩袍跑下台，到我面前攔下我，她說在台上獻詩時，遠遠地看到我不停地流淚，問我是否認識神。

就這樣，我開始接觸信仰，漸漸察覺到自己的無知。人生不是每件事只要努力，就可以得到想要的結果；許多人或許沒有追到夢，沒有達到別人認為的成功，或者光景處境不好，不見得是他們不夠努力。我逐漸明白像大兒子這樣過動的孩子，不是他不想聽話、不想專心唸書、不想努力。一個沒有注意力缺陷的人，會把「專心」當作天經地義、理所當然，很難想像有人會因為天生腦神經生理的異常，而無法專注，而痛苦掙扎。

親友的支持和信仰的力量，是我發起成立協會力量的泉源。面對過動的兒子，因為愛，我願意謙卑學習。人的盡頭，是神的起頭。

沒經驗，沒人也沒錢

當時台灣整個社會，經歷解嚴，對公平正義、兒童人權、弱勢需求、環境保護等的重視和發展，如百花齊放。除了中華民國過動兒協會，許多團體如中華民國學習障礙協會、荒野保護協會等，也都在一九九五到一九九八年間紛紛成立。短短幾年，不同議題的公聽會、研討會相繼舉行，無論是由民間團體發起或主管機關主辦，除了家長代表之外，還結合醫療、社政、教育、心理等專家學者對話、交流，激盪出許多值得思考的空間與意見。

代表發起成立中華民國過動兒協會，從無到有，我毫無經驗，連寫公文給主管機關都還用手寫公文紙。成立協會需要足夠的發起人數，籌備處就在我家，需召開會議討論時，我就煮一大鍋湯，炒一大盤米粉，大家在我家開會。

當時，不但沒經驗，沒有工作人員也沒錢，於是我開始找朋友幫忙。一位不具名的企業家朋友，在一次共用晚餐，聽了我的理念和想法後，慨然允諾一筆資金。當時協會尚未成立，無法開立收據，換句話說，那是憑著對我的信任，買單我的理念的個人捐款。我高興極了，吃完飯，跳上計程車直奔回家。第二天一早要開車出門，找不到車子，才想起車子停在餐廳旁，昨晚忘了開回家。

讓人高興和感恩的事不只一樁。經朋友介紹，我去拜訪一位經營辦公ＯＡ家具的林董事長，我表示協會草創不易，希望能給我們優惠的採購價錢。林董事長說：「價錢不用談，直接到地下室挑選吧！」這次，我記得要把車開回家，只是車在和平東路上繞呀繞的，開了好久，竟高興得忘了回家的路。

各界的溫暖和支持

當時不只社會大眾對ADHD不了解，大部分的父母也是邊養孩子邊學習，不太清楚問題和方向（有哪個父母會先準備好，再去生個過動兒啊？）為了整合更多的資源，除了家長之外，無給職的理監事成員來自不同專業領域，包括兒童精神科、特殊教育、臨床心理、公關、人力資源和法律等，不但可讓家長代表有更多學習的機會，也可有不同的觀點和交流討論。

洪儷瑜老師在《我愛小麻煩》的序言中為我們留下了紀錄：

「在中華民國過動兒協會成立之前，善欣為了讓協會獲得更多資源，拜訪了國內有關的專家學者，因此她主動和我聯絡。在協會成立之後，身為創會理事長的善欣，常與我有機會合作，包括親職教育、學校個案輔導、各種講座、EQ訓練營、電台或電視節目的訪問，甚至是政策法令的推動。」

協會的成立推廣和特殊教育法修法的過程中，仰賴許多人的支持和關心。台大醫院丘彥南醫師、師大洪儷瑜教授、台北市立療養院林亮吟醫師，以及公關范金鳳女士，不記得有多少次我們一起開會、面對媒體，沒有薪水，只有開水。這樣的機緣、這樣的情誼，淡如水，卻深具意義。

記得在台大兒童心理衛生中心診間，宋維村醫師聽了我曾走過的冤枉路、看了我的譯稿和想做的事情之後，不斷地點頭說：「難得的媽媽……難得的媽媽……」，是我極大的安慰與鼓勵。宋醫師在《不聽話的孩子？》推薦序中所寫，更常是我疲憊之時，重新振作的力量：

「今年二月初，何善欣女士在約定的時間來找我……她發現台灣有關過動兒的資訊非常貧乏，可以幫助過動兒的資源更是嚴重不足，因此成立一個非營利性的推廣機構實是當務之急。」

協會成立前後，還有久未謀面的同學和朋友，看到媒體報導前來支持和捐款。前男友（我們都早已各自婚嫁）的家人看到媒體報導，特別在協會附近擺了一桌請我吃飯，還包了一個捐款大紅包給我，前男友的媽媽說：「善欣，對我們而言，妳永遠像是我們家的女兒。」事隔多年，如今寫到這一段，仍覺溫暖與感恩。

經過了籌備階段，一個以結合全國注意力缺陷過動症患者家人、家長團體和學者專家，喚起社會大眾對此症的認識與關懷為宗旨的中華民國過動兒協會於一九九六年六月十二日成立。

協會做了什麼？

國內第一個為過動兒發聲的公益團體

中華民國過動兒協會創立之初，即確立了四大功能：情緒的支持、知識的傳遞、觀念的散播和資源的爭取。因是台灣第一個為過動兒發聲的公益團體，成立前後，媒體曝光露出不下百次。短短兩、三年間，成就了好多事。

因為善心人士提供免費的場地，我們有了正式的會址。會員簡爸爸帶著學生幫忙，從清潔、整理到進駐，完全包辦。剛開始營運，我這個理事長兼打雜和掃廁所，裡外兼顧。有時，我剛上完媒體節目回到會內，詢問電話響個不停，接到手軟：「剛剛聽到你們理事長在節目上說……我想請問……」我沒說的是，其實，從上節目到接電話都是同一個人。還好，行政人員和諮商師陸續到位，有李雅玲、盧素芬和王意中，尤其意中是協會栽培的新人。感謝工作人員認真盡責地與協會一起成長，麻雀雖小五臟俱全，一個人當兩個人用，什麼都要做。

經過努力，協會會員最多時有三、四百人，主要為過動兒的父母，還有祖父母、老師，來自全國各縣市。還記得有位過動兒的母親，為了紀念已意外過世的孩子，也為了給我們打氣，堅持繳費入會[7]。

諮詢專線和互動平台

在那個沒有臉書和線上Q&A的年代，除了電話諮詢專線，協會的刊物《會訊》每月一期，發行量每期兩千份，得到很大的迴響。會訊不但報導記錄台灣ADHD相關資訊和協會的活動，更提供平台，刊登學者專家的文章，傳遞觀念和知識，也提供不同領域的觀點交流分享。另外，還在會訊上開了「動動博士信箱」，接受ADHD相關提問，由相關專家協助回答。

很快地，各類活動和演講也如火如荼地展開，包括情緒管理訓練營以及與師大合作的專注力訓練等。還記得第一期義工訓練，人數超過預期，有百人以上，工作人員緊急另覓訓練場地。

議題倡導和資源連結

同時，我陸續於《聯合報》家庭與婦女版及《中國時報》親子版開闢「家有過動兒」專欄，自一九九六年四月至一九九八年八月，以短小輕薄的方式，每篇

7. 若不是大家一起努力，不會有中華民國過動兒協會的開花與結果。感謝理監事們的付出和帶領，還有家長們的熱心參與和協助，包括：凌士英女士、陳賜美女士、陳淑芬女士、丘彥南醫師、林亮吟醫師、洪儷瑜教授、陳啟宇先生、林蕙雯女士、江秋樺教授、余信珠心理師、黃泰鋒律師、范金鳳女士、宋玉珍女士等。同時感謝許多過動兒家長和學者專家出錢出力、提供意見和資源，如孟瑛如教授、曾世杰教授、黃惠玲教授、吳佑佑醫師、邱顯智醫師、何志培醫師、張學岭醫師、簡錦祥夫婦、韋玲玲女士、楊雯女士、蔡美馨女士、李昇樺女士、李換女士、薛梅女士、黃一秋先生、李寶梅女士、張美莉女士、王屏生女士、王坤月女士、謝繡貞女士、林玲華女士、黃惠如女士、賴奕志先生、梁安聖先生等。還有許多無法一一感謝的過動兒父母和善心人士。

八百字左右，推廣對過動兒的認識。一九九七年，我於健康廣播電台開播主持《小小心靈要健康》節目，與聽眾一起認識各種不同的身心障礙和來賓。此外，我和各地聯絡人也接受邀約至各機關團體演講，計百場以上，面對學校老師與家長，是知識觀念的傳遞，也是經驗的交流。我四處奔波，有時演講到聲音沙啞。

第一支過動兒公益廣告

那段期間非常值得紀念的是協會拍攝了國內第一支ＡＤＨＤ公益廣告「疼惜過動兒系列」，由協會製作，孫越先生為代言人，王念慈大好工作室拍攝，台北市明德扶輪社贊助。

至今依然記得那支廣告的部分內容。在麥當勞，小男孩上上下下地跑，興奮極了，不斷地變換座位，手上還丟著球。媽媽跟前跟後，不斷地提醒，這哪是來吃飯享受的。

終於，常上演的一幕又重播了，媽媽搶救不及，可樂打翻、薯條撒了一地。工作人員迅速地拿著拖把清理殘局。

鄰桌一對年輕男女，嫌惡地看著小男孩和微皺眉頭的媽媽，好像這一切都是媽媽的錯，教子不當，咎由自取。

每次小男孩闖了禍，媽媽向所有人道歉後，回家只能抱著他哭。小男孩也總是睜著大眼睛，難得地安靜：「媽媽，我是妳的小麻煩對不對？」

媽媽：「不對，你永遠是我的小寶貝！」

這支公益廣告製作過程中，王念慈女士帶著我參與拍攝，孫越叔叔把家中地址和手機電話都給了我，讓我有需要時可以找他。因為我的聲音適合，王女士邀我為該廣告配音，配音過程中，我自己都紅了眼眶。廣告剪接完成後，王女士帶著我拜訪了幾個大電視台，請其相助公益時段之播出。這樣的恩情，感念至今。二〇一八年五月孫越叔叔過世，我遲遲捨不得刪掉手機中孫叔叔的電話和LINE。

新手上路的理事長

而我從籌備到擔任創會理事長，每天被工作追著跑，尤其是處理過動兒案件。一旦有過動兒出狀況成為新聞事件，媒體馬上找我，不是訪問就是上節目，有時從晨間節目就開始接call out電話，一直忙到晚上。記得有一次，為了趕警廣的現場節目，我剛下前一個節目，時間有些延遲，跳上計程車，我跟司機先生說：「我趕時間，你正在聽的警察廣播電台節目主持人說在等的來賓，就是我。可不可以幫忙，在安全範圍內盡量快……」

處理爭議案件過程中，為了保護當事人，協會不會透露孩子的姓名、個資和影像，但新聞（尤其是電視媒體）需要畫面，不是當事人的畫面也可。曾經有一次，某家電視台的記者神通廣大，打聽到我們家兒子的學校，SNG車直接開到學校門口，我聽聞馬上衝到學校，跟學校致歉處理。更辛苦的是在爭取資源、特殊教育法修法遊說期間，舉辦公聽會、上節目，還透過報紙打筆仗，抓到機會就帶動議題與話題，跟政府喊話。

就這樣，一個菜鳥創會理事長，無給職、全天候、立即回應的工作，無論是在協會或在家裡，白天或晚上。

為過動兒及其家庭寫歷史

輕忽特教，傷害將由全民承擔

當年協會所做的努力當中影響最深遠的，一為議題倡導，傳遞散播ＡＤＨＤ相關知識與觀念；二為參與特殊教育法的修法，於一九九八年將ＡＤＨＤ學童納入特殊教育服務的對象。特教法修法的成功，確立了有特殊教育需求的過動症學童的權益，可進入特殊教育鑑定安置輔導系統，得到資源和幫助。

感謝協會理事們，尤其師大特教系洪儷瑜教授，帶領協會把握機會，參與特教法的修法。協會籌備階段，我四處拜訪邀請不同專業領域的學者專家參與，期待整合及發展台灣ＡＤＨＤ相關的資源網絡。沒想到協會成立不久，即有此機會，以很快的腳步，為過動兒爭取特殊教育方面實質的資源。我看到民間的需求和腳步常走在政府的前面，因弱勢者及其家庭的需求是真實且迫切的，有了法源依據，有了經費和資源，可以做更多的事。

修法期間，協會與其他公益團體一同形成遊說團體，舉辦座談會、公聽會、記者招待會和上節目，表達過動兒及隱藏性障礙患者的需求。我常以協會理事長名義，讀者投書《聯合報》民意論壇或《中國時報》時論廣場，趕晚上九點多的截稿時間。我把握所有可以發聲的機會，拋磚引玉，抓到機會就帶動議題與話題，呼籲主管機關教育部重視及保障過動兒的受教權和特殊教育需求。我在中國時報上的一篇讀者投書：「輕忽特教，傷害將由全民承擔」（1997.5.15中國時報／時論廣場）：

「根據統計，在兒童人口中，約百分之七到十有各種不同的身心障礙，包括大家比較熟悉的障礙如智障、聽障、視障等，和大家較不認識的『隱藏性障礙』，如注意力缺陷過動症、學習障礙、情緒障礙等。諷刺的是，這些隱藏性障礙的孩童，約占所有身心障礙孩童的百分之九十，卻得到只幾乎等於零的特教資源。

而許多所謂的資源班……沒有針對這些患童障礙的特徵，設計有效的教學方法。舉例而言，我們的老師不會叫一個坐輪椅的孩子站起來去爬樓梯，卻會要求一個注意力缺陷過動症的患童（過動兒）乖乖、專心地坐好，上一堂課，若做不到就加以責罰。

這些孩童若沒有被接納、給予合理的包容、妥善的輔導治療與幫助，不但容易成為社會邊緣人，更容易被逼出反社會行為。試想，一個從小就天天被處罰、記過、考不上學校、沒有自尊的孩子，會有能力尊重別人嗎？而一群看來在殘障邊緣的孩子們，又很有自主、行為的能力，要是沒有走在正途上，悲劇將不只限於其個人的家庭，整個社會都要付出慘痛的代價。」

法源依據，影響深遠

協會理監事們，包括不同領域的專家學者，一同努力參與遊說。台大兒童心理衛生中心丘彥南醫師出面聲援，於一九九七年十一月二十七日「十二萬過動學童將成為中輟生」記者會中提出書面意見：

支持將「注意力缺陷過動症」明確列入特殊教育法之相關子法「身心障礙及資賦優異學生鑑定標準」之中，

理由如下：

1. 過動兒的特殊教育需求在醫療界及教育界已是公認無庸置疑的事實。
2. 過動兒的數量不容忽視。
3. 過動兒長期以來在教育系統中所遭遇到的問題非常嚴重，不容坐視，需更積極處理。
4. 過動兒的情緒、行為、學習等層面所面臨的困難及其內在的生理障礙往往不為一般老師、家長所了解，甚至存在許多的誤解、歧視、成見等。在兒童心理門診中，此類狀況比比皆是，不勝枚舉。在校園中，因此所造成的師生之間、學生之間、家長之間、家長與學校之間的嚴重衝突或緊張關係，或嚴重傷害的事件，也經常發生。因此將其明確列出，絕對有其必要。

修法過程中，除了與其他相關機構形成遊說團體，還需要借重政黨的力量。協會沒有特別的政治立場，各黨的力量都借，感謝對弱勢需求感同身受的國民黨鄭龍水立法委員、民進黨的「蓋健康」小組（由議員江蓋世、李建昌、段宜康所組成），以及新黨的謝啟大委員等等。

一九九七年間，修法曾出現曙光，但教育部後來又以法規會有意見為由，差一點翻盤。我急得在媒體上公開指控教育部食言（1998.9.18《中時晚報》第七版）：

「別對過動兒說NO！過動兒協會指教育部食言，未將十二萬過動兒納入特殊教育法，過動兒協會理事長何善欣，要求教育部長林清江實現去年的承諾。」

後來，鄭龍水立法委員邀我和特教小組韓繼綏執行秘書到辦公室協商。還記得我滔滔不絕地細數與教育部互動的過程，義正詞嚴地要求兌現承諾，直至委員來不及原有的會議行程。事後我得知耽擱了委員的時間，表達歉意，鄭委員說他有一直「摸」他手上的錶，意思是「時間」差不多了，我才意識到我這個明眼人常「視而不見」，有長眼睛等於沒長眼睛。現在回想起來，我這個初生之犢不畏虎的菜鳥理事長，還真兇悍，為母則強，與在美國產房生老二時，不准醫生出去喝咖啡時一樣地兇悍！

終於，特殊教育法子法「身心障礙及資賦優異學生鑑定原則鑑定基準」於一九九八年十月六日通過，將有需要的ＡＤＨＤ學童納入特教服務的對象。

微弱的燭光，風中的小草

議題倡導，帶動話題

協會努力的成果中，除了特教法的遊說修法影響深遠，議題倡導方面也相當成功。因著社會趨勢、協會成立、媒體曝光、議題討論，許多人開始熟悉注意力缺陷過動症（ADHD）這個名詞，對過動兒有了進一步的認識。

ADHD之所以能成為大眾關心的議題，除了專家和家長們的努力、媒體和出版界的推波助瀾，從議題倡導和行銷的角度來看，二、三十年前，ADHD是個新議題，一個台大外文系畢業、留美的碩士，願意站出來告訴大家自己是過動兒的母親，也可以是個話題。當時我一心只想著如何傳播相關資訊，在台灣創建各種資源網絡和平台，並沒有刻意要以自家故事做行銷。但為了推廣和籌措資源，身為創會理事長的我，很自然地站上檯面，以親身的經歷訴說真實的故事，以及許多過動兒家庭的需要。

對我們家而言，是不是過動兒並不重要，其實每個人多少都有些怪癖或不一樣的地方，無論別人看不看得出來，都得找方法活下去。為了讓兒子和老師可以平常心、不被打攪地上學和教課（不是因為怕丟臉），我並沒有讓兒子曝光，故事中他的名字是假名。協會理監事和與我互動的學者專家（除了孩子的醫生）也都不知我們家兒子的真實姓名和學校，我們不需要也沒有特權；我們家大兒子也沒有進入特教系統，沒有接受學校特教資源。我常跟兒子說，不可以將ADHD當成藉口：「沒有理由你是過動兒，你身邊的人、你弟弟就活該倒楣。媽媽知道不容易，但可以跟你一起學方法，學如何專心和控制衝動。」

對過動兒的認知差距如此之大

後來，跟著其他團體一起出席各種會議和募款場合，發現還真有差別。許多大家較熟悉的傳統障礙團體，如肢體殘障、視障、智障等，不希望別人以異樣的眼光看他們，不想要廉價的同情和標籤，因為他們的需要一目了然，不需多說，他們要爭取的是權益和公平的機會。

相反地，隱藏性的障礙從表面看不出來，如過動、學障、亞斯伯格等，這些團體則大聲疾呼，想告訴社會大眾：「請看這裡，我們和一般人不一樣，我們需要被看見和了解！」好像急著為自己貼標籤似的。其實隱藏性障礙患者要的不是標籤，而是想要被關注和理解，否則不但沒有幫助和資源，還會被貼上更不堪、更心酸的標籤。

過動兒協會不打悲情牌、不流淚募款。有時，在募款的場合，我站在台上，看著台下有人斜著身體、側著頭，以懷疑的眼神看著我，好似在說：「自己沒把孩子教好，怎麼還（有臉）出來要大家捐錢給你們？」感謝有人很直接地告訴我，她不認為需要捐錢給我們，因為：「又沒有身體殘障，又不是智障，做人當自強。」

也有朋友善意地提醒我：「將來兒子怎麼做人啊？被排擠和貼標籤怎麼辦？」因為募款，我才更清楚地知道原來在別人眼裡，家有過動兒還挺丟臉的，無論是因為沒教好，還是沒生好、種不好、命不好或沒積德。

但我始終不認為身為過動兒或過動兒的母親是見不得人的。同時，ＡＤＨＤ不是錯待別人和自暴自棄的藉口，雖然大眾面對隱藏在正常外表下的不能（非不為）的接納和了解，有待更進一步的社會發展和教育。我深切地感受到一個社會如何對待弱勢和各種不一樣的人，是其文明的指標。

不打悲情牌，不怕貼標籤

貼標籤也好，汙名化也好，原來社會大眾對過動兒認知的差距可以如此之大。我可以理解，有些人誇我有勇氣，是因為這麼沒面子的事，我這個母親不但堅持多年，還書寫不斷。確實有人會對不一樣、弱勢或有缺陷的人忽略、歧視、排擠或霸凌，這是人性。我漸漸體諒一些朋友的善意，他們不靠近、不了解ＡＤＨＤ，一心勸我孩子已經長大、已經好了，最好不要再提這件事，當它沒發生，反正別人看不出來。與眾不同，多麼辛苦！

我也因此明白，為何資優家長團體大聲疾呼：「我們資優也是一種障礙，請不要忽視我們的需求！」《光華雜誌》一九九七年十月份的專題：「破繭之愛——不一樣的媽媽書」，張瓊方小姐採訪了翻譯《不聽話的孩子？》的我撫養過動兒的故事，和《成長戰爭》的作者、種子學苑創辦人李雅卿女士撫養資優生唐宗漢（唐鳳，現政務委員）的心路歷程，以及《我的女兒予力》一書的作者晁成婷談唐氏症女兒的成長紀錄：

「在特殊教育體制不全、社會資源不足的情況之下，許多人要做一個好媽媽，卻比別人辛苦……這幾本書的內容不是什麼育兒秘笈或教子良方，而是幾位母親為了孩子，挺身與主流社會、傳統價值衝撞的真實紀錄，或在求助無門下，尋求國外資訊協助的譯作……傳統觀念裡，生兒育女是母親的天職，多數的母親都克盡己職，努力作好相夫教子的工作；即使婦女逐漸走出家門，身為職業婦女，也盡量家庭事業兼顧……為母則強……能屈能伸……」

當時的我其實沒想太多，沒想過丟不丟臉，也沒有想要衝撞主流價值，只想真實地面對問題，活出一條路。然後將心比心，與志同道合的夥伴一起努力，已經有的資源，讓大家都知道，沒有的資源，就一起創造出來。

日後，經歷了中型和大型國際非營利組織的工作歷練，再回頭看過往，還真為當時的自己捏把冷汗。那時的我確實單純，只想到連結資源、倡議推廣和遊說修法，對社團法人的治理架構、理監事利益衝突處理等沒有概念和經驗，埋下日後出事的因子，付上了慘痛的代價。

公平不公平

對自閉兒和過動兒的迷思

許多人出於善意，對自閉兒和過動兒有這樣的迷思：「其實自閉兒和過動兒都是天才，他們都有特殊的天分。」表面上聽起來，這些話充滿愛心和鼓勵，但對於生養和教導他們的人，常常不知如何回應，有苦說不出。好像這些父母和老師沒有眼光和智慧，養（教）到了天才都不知道，不但不知如何教導和欣賞，還在叫苦，還給他們貼標籤。

其實過動症和智力無關，有的過動兒的確非常聰明，也有過動兒同時有智力方面的問題。不是每一個自閉兒和過動兒都是資賦優異的，有的甚至連生活自理的能力都很有限，需要家人或安置機構生活上的照顧。如果一個過動兒沒什麼特殊天分，非高智商，也沒有特殊才藝，就跟一般人一樣，有其個性和自己的喜好，難道就不值得被了解、尊重和幫助並給予機會嗎？不是每個過動兒和自閉兒都扛得起天才的擔子呀！

每個人天生都不一樣

協會成立之後，我們家弟弟有時會跟著我到協會上班或幫忙義賣，有時也跟著我到廣播電台主持節目，見到各種不同障礙的人，除了自閉、學障、亞斯伯格[8]、智障、腦麻、視障等，還有家中每天跟他一起生活的過動哥哥。或許是看多了，對弟弟而言，每個人天生不一樣，好像是理所當然的。從小在家裡，行為改變技術計點計分，兄弟兩人一起做，一張表格貼在冰箱上，兩個欄位，各自計分，是良性競爭，也比較好玩。弟弟也曾問為什麼他不能跟哥哥一樣，去上訓練過動兒專心的課。在我們家，孩子看到的是鼓勵和實質的好處，沒什麼標籤的包袱。

因為回歸主流，普通班級常有各種不同障礙的同學，平常大家一起上課，有需要的特定時段再去資源班。弟弟的班上，曾有輕度自閉或輕度智障的同學，弟弟總能找到方法與他們相處。有一次我到校參加座談，一位母親來跟我道謝，說我們家兒子是班上唯一會跟他們家自閉兒子玩的。回家後，我問弟弟跟那個自閉的同學都玩些什麼，他說：「我發現他下課沒辦法跟大家一起玩遊戲，我就陪他在教室。他喜歡唱固定的那幾首廣告歌，我就跟他一起唱，再做一些帶動唱的動作。很簡

8. 亞斯伯格症（Asperger Syndrome，簡稱AS）在一九四四年被提出，但因其成因與診斷標準長期存在爭議，二〇一三年美國精神醫學會（APA）決議取消亞斯伯格症這個名稱，並將之納入ASD（Autistic Spectrum Disorder）自閉症類群障礙或自閉症光譜疾患，包含自閉症與待分類的廣泛性發展障礙。二〇一三年，亞斯伯格症的診斷已從《精神疾病診斷與統計手冊第五版》（DSM-5）中移除，現在這些患者被涵蓋於自閉症類群障礙（ASD）中。

單。」

小學高年級時，弟弟出面反對排擠班上一個智力邊緣的同學。小兒子跟帶頭的同學說：「每個人不是天生都不一樣嗎？我們為什麼要因為她不一樣就不跟她玩？」

我問小兒子：「你怕不怕那群同學連你一起排擠？」

小兒子說：「不怕，我人緣好，功課好，老師喜歡我。」

後來，大家開心地玩在一起，小兒子還把他們帶來家裡玩。

老天何曾對有障礙的孩子公平

擔任創會理事長時，有時會協助溝通過動學童在學校被排斥的個案。直到如今，還是常聽聞排擠或霸凌的案例。有家長認為班上有特殊的孩子，會影響老師的教學，占用老師的時間，減損其他孩子公平受教的權益。我認為解決此問題，可以為老師爭取教學資源，但不應排擠班上的特殊孩子。

同時，我也認為，孩子從小有機會跟不一樣的人相處，是鍛鍊能力的機會，誰知道孩子將來會碰到什麼樣的同學、同事、老闆或朋友。社會上什麼樣的人都有，學校是社會的縮影，懂得與人建立關係和保護自己，是很重要的能力，而這些是課本上沒教的。如果父母如此解釋所謂的「公平」，如此「保護」自己的孩子，為孩子這般「爭取權益」，只讓孩子跟所謂「正常」、「沒有問題」或「優秀」的同學相處，將來這孩子長大進入社會上或職場，很可能會適應不良。

如果所謂的「公平」和「權益」是這樣地被看待、被解釋，老天何曾對有障礙的孩子公平？如果這樣解釋公平，一個班上什麼樣資質的孩子都有，老天何曾對每一個人公平？

做更多，帶動更多人

小兒子上大學，每學期有必修的服務學習課，他喜歡去照顧自閉兒，也喜歡去老人安養院表演給老人看。他說每次去的時候，都希望發揮影響力，做更多，帶動更多人。後來，小兒子還擔任服務學習課的組長。

小兒子說：「服務學習的老師說，從我的眼睛可以看出我有不一樣的靈魂。」

我問道：「所以你就答應當組長了？老師可能需要有人當組長，每個人的靈魂都不一樣啦！」

小兒子說：「不是，我說我真的忙不過來，我沒答應老師當組長。可是，後來我跟老師猜拳，我猜輸了。」

這個弟弟還不只可愛呢。

廚房與書房之間

自我對話和療癒

擔任協會創會理事長之後，除了工作忙碌奔波、帶老大看診治療、照顧老二，同時我看書、翻譯和寫作，度過了一段在廚房與書房之間流轉的日子。這段書寫人生，從協會成立前後開始，斷斷續續，直到如今。

養育過動的大兒子，面對ＡＤＨＤ，有時我會生氣、不解、挫折或沮喪，氣完了兒子，氣自己，氣完了自己，再氣上帝。好多個無眠的夜，寫在日記裡，自說自話，又自問自答。日記寫完，再到書裡找答案，找安慰，找方法，再把英文翻成中文。養育過動兒，書寫ＡＤＨＤ，廚房與書房之間，一日又一日，是自我對話和療癒，也是生命的出口。

此外，從嘗試錯誤和許多父母的經驗分享中，我深深地覺得知識就是力量，有了值得參考的資訊才好判斷和取捨。因此我不斷投入相關書籍的翻譯和寫作，除了出書，也寫專欄，在分享過動兒家庭實戰經驗之餘，也消化、傳遞了最新的資訊。

從翻譯第一本《不聽話的孩子？》（Maybe You Know My Kid）開始，陸續出版的書有《最棒的過動兒》、《我愛小麻煩》、《過動兒父母完全指導手冊》、《如何養育叛逆的孩子》、《亞斯伯格症》等。另有一本與小兒子親子共著的《我是男生，我喜歡跳舞》，得到獎項。最新的一本翻譯書籍為《ADHD不被卡住的人生》。

台灣第一本過動兒母親與孩子共同成長的紀錄

第一本翻譯的ADHD書籍《不聽話的孩子？》，與籌備中華民國過動兒協會同時進行，經由商周出版社和文字的力量，一起帶動議題和推廣的能量，對台灣和我自己都有特殊的意義。我不但從該書作者福樂女士的故事找到共鳴，也從其論點得到啟發，是我發起成立過動兒協會的一大動力。直到多年後，仍有好幾位家長告訴我，早年她們也從閱讀《不聽話的孩子？》得到安慰和力量。

二〇〇〇年，因皇冠發行人平雲的美意和總編輯朱亞君的協助，有了《我愛小麻煩》的出版，集結了我經營協會數年間，在《聯合報》和《中國時報》上發表的專欄文章、修法遊說期間跟政府喊話的讀者投書，以及我們家過動兒子的部分日記，成為台灣第一本過動兒母親與孩子共同成長的紀錄。

值得特別一提的還有《過動兒父母完全指導手冊》（Taking Charge of ADHD）。二〇〇二年，遠流初次邀我翻譯此書時，過動大兒子還是國中生。二〇一四年，修訂此書最新版本時，大兒子已大學畢業，服完替代役，進入職場工作。主編淑愼表示，若我無法幫忙修訂此書，將不繼續此書在台灣的版權。淑愼是真的了解我，知道如此一定可以達到目的，讓此書在台灣繼續出版。我咬著牙，鼓起勇氣，接下了修訂的工作。其實我正在復健中，無法在電腦前面久坐，藉著止痛藥，在上班工作之餘，一點一點地完成了修訂工作。

這本書除了遠流和主編淑慎在這個領域長期的耕耘，還有宋維村醫師的鼓勵、林亮吟醫師的審訂以及吳佑佑醫師的推薦，不只在台灣，在繁體中文市場（包括香港等），都是該領域的推薦首選，更是教授、兒童心智科醫師建議必讀的書籍，成為ADHD相關書籍中難得的長銷書，多年來不斷地再版。

用生命翻譯和寫作

《過動兒父母完全指導手冊》作者、國際ADHD權威巴克立（Russell Barkley）博士專業又嚴謹，寫作風格有時會讓人喘不過氣。當時我一邊翻譯一邊想，過動兒父母已經被孩子磨得筋疲力竭，誰會有力氣和時間啃完這本書？就算我把它翻譯成中文，有誰會讀？許多個夜晚的孤燈夜戰，時而汗顏，時而會心一笑，我自己應是受益最多的人。在該書的譯者序中，我寫道：

「我感受到他（作者）對每一位過動兒及其父母的尊重、了解與接納，包括我們的脆弱與犯錯……那些理論和數據對我而言，不只是統計數字而已，它們代表著我的生活、我的生命經驗……為數廣大的過動兒家庭，成就了這些數據和研究。」

許多過動兒父母很難一次讀完這本書，就把它擺在案頭或床邊，需要時再查閱相關章節。日後，在多次讀書會中，我帶著家長閱讀這本書，經由討論和消化，漸漸可以落實在日常生活當中。多年後，一位家長，也是長期在這個領域播種耕耘的老師，透過社群媒體給我溫暖的回饋：

「謝謝善欣在我最艱困、最無助痛苦的時候出現，翻譯了《過動兒父母完全指導手冊》，成為我奔跑的指引明燈，每年重讀一遍，都有不同的收穫。謝謝妳堅定的身影，帶給過動兒父母無限的盼望與溫暖。」

另外，《最棒的過動兒》是我寫過唯一的一本童書。師大特教系洪儷瑜老師主編這一系列兒童心理成長故事，期望藉著童話故事陪伴孩子心靈成長，洪老師和心理出版社將部分版稅捐給中華民國過動兒協會，更是情義相挺。後來《最棒的過動兒》由天津出版社出版簡體字版，在大陸發行。

多年後，我們家過動兒子告訴我，《最棒的過動兒》是他最常看的一本書，因為字最少。要過動兒看完一本書和完成一份讀書報告是不容易的事，每一份報告從啟動、讀完書、劃重點到結構大綱、書寫完成，都是一項大工程。因此，每回要交讀書報告時，若能自己選書，他一定選這一本。而且還不止寫一次，因為每次老師都不一樣！

當願景變成風景

協會快速發展，利益衝突浮上檯面

從開始籌備到成立協會，日子像打仗似地，快速地飛過，直到我卸下創會理事長職務，一切戛然而止。

其實，事出有因，並非突然，但我完全沒有注意到。

協會草創之初，一切從零開始，大家一起奮鬥努力，很有革命情感。但兩年多下來，因社會的需求和趨勢，協會被推著快速發展，從高度曝光到資源變多，開始出現了不同的聲音和意見，利益衝突浮上檯面。從表面看來，協會發展成長得很快，做了許多事情，確實有所建樹；但其實，就是因為發展得太快，組織發展並不紮實。

當時，我對非營利組織的運作經營不了解，「治理」和「管理」傻傻分不清楚，「協會」和「基金會」有何不同也不太知道。社團法人「協會」是人的組合，需有一定的發起人數，與財團法人「基金會」，需有一定額度的設立基金，在本質和運作上有其不同之處。協會的最高決策單位是會員大會，重大決議事項和政策走向須經會員大會通過。每一個會員都有一張選票，因此治理層面的問題和會員共識非常重要，否則理念和精神難以傳承。協會（社團法人）較易因理念不同、人的問題，改變創始理念，陷入紛爭和困擾。

當時，協會本身的願景共識、策略方向和組織營運還未紮實建構，又因時間太短，組織團隊的力量還未成形，創會理事長的帶領是責無旁貸的。然而，我不但沒日沒夜地被工作追著跑，對所謂的組織運作、會員共識和大會選舉之準備，既陌生也無暇面對。

創立之初，理監事中有人經營過動兒相關營利事業，我認為大家心中自有一把尺，只要分際清楚，界線拿捏好，應不會有利益衝突的問題。而且，協會只有一本帳，收支財報完全透明。我身為理事長，從來不管錢，只負責找錢和募款。所有我為協會的支出和公關都是自掏腰包，協會支付給我的講師費也回捐給協會。

此外，我也知道以ＡＤＨＤ如此高的發生率（約百分之五），又是無法根治的疾症，這龐大的需要就是市場。三不五時總有人想找我談一些特別的療法（包括所謂的另類療法），我總是婉拒，因治療不是協會的專業及核心能力，協會更不會以過動兒及其家庭的需要，去換取某些人不當的利益。我只知拚命做事，籌錢募款、修法遊說、宣導倡議和溝通協調，辦記者會、參與會議、演講、上節目、寫文章和打筆仗都來不及了，確實無暇他顧。

協會出事了

沒想到一次辦理相關活動後，開始有謠言和毀謗傳出。

當我驚覺有利益衝突的理監事應利益迴避，或協會應更明快地處理時，已經太遲。我堅持以協會權益為首要考量，並依理監事會議決議處理，遇到極大的阻力。理監事當中，有人散發無中生有的謠言和抹黑傳單，寄送黑函給相關單位和全體會員，製造辦公室衝突和杯葛會議，會員之間流言耳語四起，鬧得沸沸揚揚。

當時，雖有人善意提醒我，像我這樣拚命地往前跑，如狗吠火車，有誰能接得了棒；而且水至清則無魚，有多少人願意或做得到像我這樣乾乾淨淨、無私地付出。還有人提醒我不要擋人財路，小心人性啊！我知道也聽得懂，但我無法違背初衷。政治鬥爭和利益交換不是我的初衷，我只知埋著頭做事，不懂得政治。

或許，這是我們家的家傳吧，父親生前的工作掌管公司極為龐大的資產，一輩子不受誘惑，清清白白，絕無私心。其前後曾任該職位的主管，有幾位被調查局調查後進了監獄，而父親兩袖清風，安穩退休，但也因擋人財路，晉升之路始終不順。

官司提告，還原真相

最後，理監事會不得不決議提告，由我（協會的負責人，也就是理事長）代表協會於一九九八年提出告訴，被告為有利益衝突、抹黑造謠的理監事。協會向來公開透明，沒有不可告人之事，但秀才遇到兵、有理說不清，只好由司法來還原事情的真相，給會員一個交代。檢察官於偵查終結後，核被告所為，實有犯刑法毀謗罪之嫌，提起公訴。在會員和外人看來，協會打官司告自己人是家醜，是自家人鬧事。

官司進行中，協會元氣、士氣大傷，但我必須維持協會繼續運作，從企業合作募款、過動學童危機事件處理、公益廣告之拍攝、主持廣播節目到繼續遊說修法，行政人員雅玲和諮商師王意中的薪水一定要發得出來，有特殊教育需求的過動兒權益也需要法源依據，這些工作都不能停擺。

一九九九年五月，我的任期將屆滿，官司也有了刑事判決結果，當然是協會勝訴。協會沒有繼續打民事求償的官司，但已還了所有一起努力的理監事和我自己清白，也耗盡了我最後一分力氣。

其實，就算不打這場官司，協會因此事件也已分崩離析。而我因為這個事件和官司的過程，看到有人想要理事長的權，有人要名，有人要利；有人急著攬功收割，有人等著漁翁得利；有人準備落跑，有人看好戲，各有所圖。沒有人談協會的願景和發展，協會就這樣默默地被鯨吞蠶食。

當願景變成風景，隨人看去，我心痛疲憊至極，決定任期屆滿即離開。

人走茶涼，戛然而止

死蔭的幽谷

官司進行期間，是我人生非常黑暗的一段時間，如行經死蔭的幽谷。

除了繼續理事長的重責和每天滿檔的行程，我還需一次次出庭，一而再、再而三地面對羞辱和不實的指控，不斷地提出說明。該理監事甚至到我父母家大哭大鬧，又叫又吐，造成父母親的困擾。而義務為協會打官司的律師住家樓下門口，奇怪地會有陌生男子出現，看著律師和家人進出。雖然那男子沒做什麼、也沒說什麼，但會讓人擔心律師妻小的安全。

此外，我還經常在深夜接到不出聲的騷擾電話。偶而，對方會忍不住出言威脅恐嚇。好幾次接到電話後，一股涼意馬上傳遍全身，手腳冰冷。我告訴孩子們，若接到這樣的電話，不要害怕，馬上掛斷就好。有一天，騷擾電話打得早，孩子還沒睡，我在浴室，隱約聽到電話響，八歲的小兒子接聽掛掉電話，又響，兒子又接，又掛，突然，兒子開口大罵，再用力地把電話掛掉。不曾聽過兒子這樣罵人，我驚訝地從浴室探頭出來看，小兒子坐在電話旁，小臉漲得通紅，有點不好意思地望著我，又有點得意、爽快地笑說：「沒人說話，是他，我把他罵回去！妳放心，是他掛斷後，我才罵的。」兒子不平，鼓起勇氣，為我出氣。

感謝理監事黃泰鋒律師、丘彥南醫師、洪儷瑜教授、范金鳳女士和一起打拚的會員，在官司過程中給我的鼓勵和支持。其實我原不願提告，本來是要做公益的，怎會變成打官司？而且當家的不鬧事，親友的質問讓我只想趕快卸任和逃避。事實上，就算不打官司，協會已輸，我雖不願再連任，但為了真相和公義，這官司是該打的。官司的結果不但給了會員一個交代，如同宋維村醫師提醒我的，由弱勢孩子的家長們辛苦建立的團體，不能就這樣輕易地讓人毀掉或拱手讓人。多年後回頭看，感謝宋醫師，感謝這個官司，給了我再站起來的力量！

人走茶涼，協會解散

後來，我從父親生前給我有關協會的遺物中看到一份手稿，那是父親親筆寫給中華民國過動兒協會的一封信。身為過動兒的外祖父，他也是協會的會員，信中說明他收到寄給會員的黑函中有關理事長（也就是我）的事情不是事實，他願為所寫下的說明負法律責任。我因發起創立協會，為家庭、家人和自己帶來不安和傷害，母親的擔憂、父親的不捨，還有小兒子的憤怒不平，都讓我自責。從此，失眠更是一夜復一夜。

這樣的故事情節，於今看多了政治鬥爭和選舉手段，不但不足為奇，甚至可能覺得是老梗，但對當時的我是極大的打擊。與此同時，家中過動兒子進入青春期，對我也是新的挑戰，又因拚搏協會的工作數年，疲累不堪，最後可以說是被協會自己人打趴在地。日後我在非營利組織工作多年，才了解有些非營利組織也曾面臨類似的問題，故事不斷複製，歷史常會重演。多年後，經洽詢內政部合作及人民團體司，得知中華民國過動兒協會於二〇一〇年解散。

當時，我對自己、對人性失去了信心，不想面對上帝，失去了盼望。一九九九年我卸下理事長職務，面對自己和失敗。卸下光環和重擔，只想休息和療傷。

人走茶涼，一切戛然而止。再次回家，過著只有我和孩子的日子。

沒有什麼好後悔——一對夫妻的故事

爸爸安靜，話不多，但句句深刻，有情有義，認真而堅持。媽媽甜美賢慧，侍奉公婆多年，毫無怨言。他們共生了三個孩子，一子二女。長子IQ正常，手好腳好，但學校課業、家人相處以及生活自理，問題不斷。在這個重男輕女的家庭，阿公、阿嬤對長孫寄望至深，愛之深責之切，嚴加管教和打罵少不了。遲至高中大兒子才被診斷出過動和亞斯伯格，苦了他自己和所有人。

從完全不知過動、亞斯伯格為何，夫妻倆想方設法，一步步面對和解決問題。兩人看法和教養方式不一致，爭吵衝突可以想見。阿公不可理喻的固執，阿嬤盲目寵孫，為了孩子的教養問題，這對夫妻曾多次考慮搬出去住。

得知診斷後，夫妻倆不只參加研習，還熱心助人。爸爸主導帶領家長團體，打破只有媽媽參加團體的刻板印象，和有同樣需要的父母親一起努力。在教養方面，夫妻調整心態，改變教養方式，以行為改變技術代替體罰。在生活方面，媽媽為了兒子改找半天的工作，下午陪伴兒子和看診。爸爸下班後不應酬、不玩股票，不但不推託教養責任，研習筆記做得比誰都認真。

然而，兒子宛如刺蝟一般難以接近和溝通，常對父母惡言相向、出言挑釁，還不敬地對阿嬤口出三字經。大學期末報告未能如期繳交而畢不了業；向朋友借錢，擅自簽認本票，影響自己和家人的安危。又因在學校被霸凌，找黑道撐腰。經常流連網咖，超過門禁時間午夜未回，媽媽熬夜等門守候，因此有嚴重的睡眠障礙。從報警備案、113家暴專線到法律諮詢，這個家都經歷過，媽媽不但失眠，夜裡還會驚醒。兒子始終過著沒有明天的日子。

如今兒子已三十好幾，從開始打工後，爸媽逐漸放手降低標準，只期待兒子自我規範，午夜前回家，飲食運動，自我健康管理和整理自己的房間。但兒子因沉迷網路電玩，習慣性晚睡，造成早上上班遲到多次而被辭退。因此工作極不穩定，沒有一個工作能超過兩個月，至今仍養不活自己。

媽媽依舊本分地操持家務，料理三餐，溫和陪伴，好言相勸，期待喚回兒子不一樣的明天。爸爸仍然上班掙錢養家，每天規律地運動，早上爬山，假日騎腳踏車，週日開車載老婆到市場買菜，身教言教，繼續努力。大女兒選讀心理科系，於社會福利機構工作，小女兒情緒則時常受影響。阿公年紀漸長已失智，阿嬤神經長骨刺不良於行，家中還有一個自幼智障、強迫症和沒有生活自理能力的小姑。爸爸承諾一輩子照顧他這唯一的妹妹。就這樣，這個爸爸一肩扛起一家子的生計和重擔。

爸爸已兩鬢花白，媽媽因睡眠問題略顯清瘦。從年輕到現在，夫妻倆一起面對和承擔。爸爸說：「這個家，八個人，四個有障礙，但我依然挺住，不被擊垮。我一定要保持身體健康，活得比妹妹長壽，才能照顧她。」夫妻倆同心協力：「平靜下來，耐心地等吧。若真有需要，兒子回家至少有碗飯吃，還有碗熱湯和遮風避雨的地方。」夫妻倆遺書和殘扶險都已準備，沒有什麼好後悔。

如此一個溫柔盡分的母親，和一個願意把自己打掉重練的父親，還未喚回兒子為自己的行為負責，是時間未到？還是命中注定？無論如何，過動不過動，有工作沒工作，成材不成材，夫妻倆心裡清楚明白，該承擔的還是要承擔。

Chapter 4. 回歸平靜，單親的日常

卸下重擔，面對自己

心理諮商和家族治療

卸下協會理事長的職務之後，我回到家，面對自己和失敗。常開著車，握著方向盤，茫然地不知開往何處。我知道自己被掏空，身心俱疲，也知道傷得那麼深，一定跟自己的內在有關。

我尋求個別心理諮商的幫助，同時也報名學習薩提爾家族治療[9]（Satir Model）。花了兩年時間，在旭立基金會跟著維琴尼亞．薩提爾（Virginia Satir）的兩位嫡傳弟子瑪莉亞．葛莫利（Maria Gomori）及約翰．貝曼（John Banmen）老師學習，兩年間陸續完成專業訓練課程。

學著畫家庭圖，檢視原生家庭對我的影響，從自我覺察開始了解自己的冰山和求生存的應對姿態。在專業又可信任的環境中，練習自我揭露和接納脆弱，我想改變，想活得更一致、更自由，渴望與自己有更多的連結。好幾次課堂中做家庭雕塑的練習，面對許多不曾浮現的內在或過往，好深好深的記憶和感受，我整個人像大船被晃動。感謝那幾年陪伴走過的老師和同學們，我也知道為自己的生命定錨，是一輩子的功課。

同時，進入青春期的過動大兒子，是我更大的挑戰。雖然我翻譯相關書籍，看了不少報告和資料，也常常演講和分享，為過動兒爭取權益，但不代表我知道的都做得到。隨著孩子的成長，一直有新的、不一樣的問題要面對。跟過動兒相處並不容易，跟青春期的過動兒相處更不容易。我是一個平凡人，也有軟弱的時候，尤其在我連自己都快要失去的時候。

不願再站在檯面上

不願再站在檯面上，我選擇自己接一些演講，或在家安靜地繼續文字工作。同時，我在教育廣播電台主持《窗外有藍天》，這是一個為身心障礙者、有特殊需要的朋友開設的廣播節目。透過麥克風與聽眾在空中相遇，那時候還沒有直播，我很珍惜這剛剛好的距離。暑假期間，有時不得已，帶著老二進錄音室工作，看著ON AIR燈一亮，他就不能再出聲，安安靜靜地聽媽媽訪問來賓。

有一次，來賓蕭煌奇帶著吉他上我的節目，聊天又自彈自唱。年輕的煌奇叫我「過動媽媽」，像個大孩子一樣地談他罹患先天性白內障，從弱視到失明和到處演唱的過程。他熱心地為我的節目作了一支片頭曲，讓我好開心。日後節目收掉，煌奇把那首歌填了歌詞，取名為〈鞦韆〉，收錄在他的專輯。小兒子曾問我為什麼

9. 約翰・貝曼（John Banmen）：「薩提爾模式有時稱為薩提爾歷程，它列出一個導向改變的學習與成長歷程。一般而言，該模式認為所有的行為都是來自新的學習，以及製造新的學習，這可以詮釋為所有的行為都算是介入行為，也就是調適或適應。更進一步說，雖然薩提爾模式是以學習為基礎，它依然承認由直覺驅動的行為，因此它融合了天性與教養，普遍主義與相對主義。在心理學上，薩提爾模式最主要是人本主義和存在主義，模式中的要素也包含了認知與心理動力的觀點。」

那麼喜歡煌奇，我想除了他的才氣，我特別喜歡他歌聲的乾淨和生命力，尤其他唱歌的樣子超認真、超可愛。日後煌奇榮獲金曲獎「最佳台語男歌手」，越來越受歡迎，兒子再次肯定媽媽真的很有眼光。

還有一次的節目，我邀請我們家小兒子和朋友的女兒一起上節目，一個是過動兒的弟弟，一個是亞斯兒的妹妹。兩個十來歲的孩子，身為特別的哥哥的手足，天真又真實地分享心裡的話，讓聽眾從不一樣的角度認識過動兒和亞斯兒，也了解這些孩子們如何與家中不一樣的手足相處。

遠遠傳來煌奇的歌聲

多年後，成為上班族的某一天，我去高雄出差。晚上收工後，我走在愛河邊，聽到遠方傳來煌奇的歌〈阿嬤的話〉，越聽越不一樣，原來是現場的LIVE演唱！循著聲音傳來的方向，我跑啊跑的跑到舞台前面時，煌奇已下了舞台，我想辦法進到了後台，見到好久不見的煌奇，高興極了！

過了十幾年上班、下班、加班，與以前大不相同的生活，即使距離和時間拉遠了，那段時光依然歷歷在目。拚命做公益，和不一樣的朋友一起努力，讓不一樣的聲音被聽見的日子，回想起來總覺得特別難忘。

趕出家門，走出婚姻

ADHD家庭的離婚率

有報導指出，ADHD家庭的離婚率是一般家庭的兩倍。無論是因為ADHD對家庭帶來的衝擊，或過動兒的父母親之一可能本身也是患者，增加了婚姻經營的困難度，好像都不無道理。有的過動兒父母親說，因為有了這樣的孩子，夫妻更覺要同心合力，不能分離，才能一起把孩子帶大；也有的父母親說，至今之所以沒有離婚，是因為忙翻了，沒力氣也沒時間離婚；也有一些家庭，和我一樣，以離婚收場，成為那統計數字的又一個貢獻者。

生養過動兒子的過程中，有一個事件，是後來我願意簽下離婚協議書的原因之一。

那年，我們在美國讀書，因為在台灣的婆婆罹癌，老公決定拿到學位後先回台灣定居工作。我獨自在美國帶著老大、懷著老二，完成研究所學業和論文。後因老二早產，他出世時爸爸沒來得及陪在身邊。碩士論文通過後，我迫不及待地帶著老大和剛滿月的老二回到台灣，渴望著一家團聚。同時，為了孩子和家庭，我婉拒了系主任繼續唸博士的邀請。隨著大兒子在台灣確診為過動兒，我再次辭掉工作，帶著大兒子就診治療，並代表發起成立中華民國過動兒協會。同時，婆婆癌症復發，日子就這樣往返奔波於面對和解決問題之間。

帶著妳的過動兒，給我滾出去

協會成立之後，會務如火如荼展開之際，婆婆離我們而去。前夫是長子，過動兒子是長孫，長子和長孫在傳統習俗和重男輕女的夫家有其分位，有一定的規矩和要求，需全程參與喪葬儀式。

那天，十幾個小時的儀式和法事。過動兒子八、九歲，正是過動得不可開交的年紀，對死亡也不太有感覺和認識。而且因小時候曾到美國一段時間，與過世的阿嬤情感連結不深。而那些唸經和擺設，對過動兒而言是新奇的刺激，讓他因好奇而更過動和衝動。唸經、跪拜、上香、摺蓮花……幾個小時之後，眼看他坐不住了，我帶他到樓下轉角7-11買玩具，耳提面命，約法三章，想找點事情、想點辦法，讓他可以不要亂動造次。

玩具玩不了多久，他又開始東摸西摸，摸到靈堂前供桌上的水果：「這是什麼，可不可以吃？」然後又不知不覺離開了我的視線，晃去房間。沒過多久，他的堂妹哭著出來，說哥哥用色筆畫她的頭，我們家過動哥說是堂妹先畫他的。然後，一位長輩大罵我們家的過動兒子：「我媽過世，你還給我高興，給我買玩具玩！」然後對著我斥責：「帶著妳的過動兒，給我滾出去！滾回什麼協會和教堂去！」就這樣，在一片混亂中，我挺身護著過動兒子並不斷道歉：「孩子沒有那個意思，他不懂事，他不是故意的……」將一切指責引到自己身上。大家認為養子不教，是我這個做母親的錯。雖然我做了那麼多的功課和努力，面對這樣的情境，有理說不清，無奈沒轍，只能承擔。

衝來撞去的狀況外

過動長孫被趕出門的當下，從孩子出生到診斷治療、學校溝通、協會成立、翻譯書寫、四處演講……一幕又一幕，我的眼淚止也止不住。

想起小兒子在幼稚園畫的一張圖。畫中只有三個人，媽媽牽著哥哥和弟弟。我問他爸爸呢？弟弟小腦袋瓜想了一下，在圖畫紙的上方，邊邊的角落，畫了一個遠遠的、小小的爸爸。

事情發生的當下，還在唸幼稚園的小兒子呢？我記得他嚇得蹲在牆角，沒有出聲，睜個大眼睛，目睹這一切的發生。

時至今日，下筆寫到這一段，與兩個兒子確認當時的記憶和感受。大兒子的記憶仍是一如往常地狀況外，一切在他衝來撞去的過動之中發生，唸經的聲音、阿嬤的照片、長輩的斥責、害他被冤枉的堂妹、被趕出去的一幕、媽媽的道歉和眼淚……一些不愉快的片片段段。

他說：「其實我搞不太清楚到底發生了什麼事，就被趕出去了……」

小兒子說：「雖然我還小，我已知道那場合不太一樣，要乖一點，也知道哥哥一定坐不住。後來果然出事，並不意外。」

小兒子又說：「但是，媽媽妳信不信，雖然那時年紀還小，我已有了自己的想法，當時我心裡想：『有必要這樣嗎？』其實，我很生氣。」

我們家弟弟確實不太一樣，許多兒時的事情和內心的OS，甚至一些嬰兒期還不會說話時的事，他居然記得。

從望遠鏡看籃球比賽

「很多以前的事，我都只有片段的記憶，不太搞得清楚發生了什麼事。例如我不知道森林小學是學校，還以為那是個遊樂園。那天阿嬤喪禮的事，只記得很混亂的片段。我是長大青春期以後，才漸漸比較有在察言觀色，知道周遭發生了什麼事情，還有事情的來龍去脈。」長大後的哥哥這麼說。

是的，那就是小時候衝來撞去、狀況外的過動哥，一刻不得閒，自己也不知在「盲動」些什麼。他說：「要知道以前發生的事情原委，得問弟弟，弟弟比較清楚，雖然他比我小四、五歲。若是他出生以前發生的事情，那就沒辦法了。」

布朗博士在《ADHD不被卡住的人生》一書中對ADHD有個比喻描述，非常生動貼切：

對ADHD患者而言，人生好像是從望遠鏡看籃球比賽，只能看到某個局限的角度和片段的範圍。有時，因為望遠鏡太長了，可能看不到同時間在球場上另一邊發生的重要事件；有時，鏡頭隨機地從一角轉到另一角，一時之間看不到球在哪裡，也看不到那邊的球員在做什麼。為了看整場球賽，看球賽的人必須在同一個時間看到整個球場，注意球在哪裡，並迅速跟蹤球員們的位移和動作，才能看到整場賽局的風險和機會。

鏡頭拉遠，回顧當時發生的事，一件一件堆疊起來，我的婚姻越來越無以為繼。

成為單親

沒那麼獨立堅強

家中有了一個過動兒，好像是面照妖鏡，把各自的問題和婚姻逼出了原形。

卸下所有的職務，我一方面尋求心理諮商，一方面接受薩提爾家族治療專業訓練，想好好整理安頓自己，修復千瘡百孔的自己和婚姻。另一方面，也學習如何在助人時，不但要有方法，更要界線清楚，只有善心和熱情是不夠的，很快就會燃燒殆盡。

婚姻關係的努力終究宣告失敗，我以祝福的心簽下了離婚協議書。最掙扎的是兒子的監護權，一人一個，大兒子將成年，小兒子年紀較小需要較多的照顧，因此小兒子由我負責。真的累了、乏了，我只好不斷告訴自己，過動的老大已經大了，就放手吧！

我以為自己是很獨立的，也應該可以再度堅強。離婚後，才知道我沒有自以為的那麼獨立和堅強。這次我真的失去了自己，像個要溺斃的人，想要抓個浮木，但什麼都抓不住。終究是將近二十年的婚姻，又因想念兒子，望著空蕩蕩的家，不知如何度日。

很不幸地，那段期間家中還曾遭小偷。雖然沒有什麼貴重的東西可偷，損失最大的是我的筆記型電腦和資料，讓我變得更沒有安全感。總要擺幾雙前夫和大兒子以前的鞋子在門口，假裝這個家有男主人。如今年紀越大，記憶力越差，更覺損失慘重，被偷走的是我過去的記憶和歲月呀！

我一個人，忙不過來啦

離婚後的第一個農曆春節前，好多事情要張羅，買年菜、大掃除，還有支票要到銀行兌現。彷彿都趕在過年前擠到銀行辦事似的，那一天我繞了幾圈找不到停車位，暫停在銀行外面，雙排停車，心想趕快辦一辦把支票存進去就好。櫃檯前大排長龍，我一邊拿號碼牌排隊，不時盯著窗外的車子。只見一個警察騎著車來到我的車旁，低著頭開單。我馬上衝出去，跟警察說：「請不要開單，我馬上開走。」盡責的警察仍低頭開單。情急之下，我哭了起來：「對不起，請不要開單好不好，我一個人，忙不過來啦！」然後，用手背猛擦狂奔出來的眼淚。無辜的警察有點錯愕，愣了一會兒說：「我開一張最低的。」說完掉頭就走，留我一人在馬路上，手握著支票，滿臉的淚。

以前，有時覺得自己狼狽；現在，更狼狽了。

少了哥哥，少了許多

小兒子一時也無法接受冷清的家，少了哥哥，少了許多。

尤其那個離婚後的第一個春節，娘家媽媽認為離婚的女兒大過年回家不吉利，因此我和小兒子自己在家過年。正好，我只想獨處。但沒有人一起放鞭炮、玩耍，沒有那麼多親戚可以去拜年、拿紅包，小兒子的一句：「媽媽，沒人跟我玩，好孤單。」讓我久久無法釋懷，痛到心裡。

我雖然仍煮菜燒飯給兒子吃，但自己毫無胃口，日漸消瘦。記得有一天煮好飯菜，我只吃了兩口，放下筷子，小兒子忍不住說：「媽媽，這樣不行，妳再不吃，會死掉！」小兒子的話敲醒了我，對，我要好好活著，才能把孩子帶大。

領養一隻小花貓

離婚後的第二個春節，我學會了事先安排，到朋友的老家，跟她們一大家子一起過年，住在鄉下三合院，好熱鬧。

另外，我也答應小兒子養一隻貓。我們到處看、四處問，最後在建國花市遇到一位先生，他騎著腳踏車載了一籃子出生不到一個月的小貓咪，裡頭有好幾隻，都是同一個媽媽生的。我們領養了其中一隻小花貓，取名「小妮子」。小時候，聽爸爸這樣叫過我。

小妮子聰明安靜，很有個性。她認得出我車子的引擎聲，聽到我的車子開到巷口，她會衝到窗台上，邊叫邊來回地跑，然後跳下窗台衝到大門邊，等我開門進屋。常常我在書桌前工作，她會在書桌旁選個位子，趴下睡覺，與我有點距離，但就在旁邊，各自安靜。小妮子最愛的是小兒子，會偷偷鑽到他床上，與他共眠。

支票和青菜

離婚後，我不曾跟兒子談過經濟方面的壓力，但小兒子懂事又貼心。

有一天，他拿了一張支票給我，清寒家庭學生午餐補助金五千元，那是他鼓勵我配合他申請的。他拿支票給我時還說了句：「快拿去換錢。」

小兒子高中時，有一天從學校回家，手抱著一大包青菜。

「哪兒來的青菜？」我好奇，有些菜葉都黃了。

「老師的。他不要，說要丟掉，我就帶回來。每位老師桌上都有一大包，不知道哪兒來的。」他說。

「你帶回來的原因是？因為覺得媽媽賺錢辛苦？」我問。

他說：「因為我喜歡吃青菜。這菜葉還有很多是好的，可以揀一揀，丟掉了可惜。」

兒子比我還節儉。我幫他帶便當，總想他還在長，盡量多裝一些。他說他盡量吃完，但有時太飽，又捨不得倒掉。因此他常提醒我準備少一點，像個修行人似的，吃慣了簡單的食物。

除了身邊的小兒子，還有小妮子的陪伴，療癒了我離婚後單親的日子。

生活不曾如此簡單

珍惜飯碗，認真工作

身為單親，經濟收入是很實際活下去和安全感的來源。

我和孩子生活上的自理不是問題，但文字工作的收入相當微薄且不穩定，我需要其他穩定的收入來源。一個四十多歲的婦女，兩次為孩子退出職場，協會理事長是無給職的職務，不算一份正式的工作，我的履歷空白了一大段，找工作相當不容易。從營利企業到非營利組織（NPO，Nonprofit Organization），從幕僚到管理工作，幾經嘗試，我在非營利組織工作的時間最長，雖然待遇並不豐厚，但收入穩定，工作有意義，又能養活自己和孩子。

從中型的非營利組織，到大型的國際性非營利組織，很幸運地，我有機會參與不同的活動和業務，身為幕僚，我跟著有經驗、有理念和影響力的主管及領導人學習，展開了人生另一階段的職涯。也就是這些經歷，讓我回顧創立中華民國過動兒協會的經歷時，除了讚嘆自己的熱情和勇氣，還真是捏把冷汗和心疼，雖然那些失敗的經驗是可貴的，許多人或組織也曾有過類似的經歷。感謝一路走來，有貴人相助，也與一些夥伴成為好友，沒有了先前的位子和光環，那交情又真切又可貴。

我深刻地體悟到，名片和頭銜是給人看的，自己日子過得如何，才是真實的。

因為需要飯碗和收入，更因為珍惜每一個機會，我拿出一貫的工作態度，認真而負責。單親多年，我的生活只有家、孩子和工作。假日是難得的打掃、採買、準備一星期的食物、補眠和休息的時間。最大的娛樂是到關渡北藝大，看小兒子或他的同學的演出，再一起吃頓飯，聊聊學校和生活。

生活不曾如此簡單。

冬天的被窩和聖誕樹

單親生活的另一大挑戰是生活習慣的改變。

剛離婚時，最不習慣的是冬天的被窩。我從小身子虛，常手腳冰冷，尤其是冬天。二十年的婚姻生活，習慣了溫暖的被窩，兩個人總比一個人好。離婚後的冬天，不但覺得床大了點，也覺得被窩空空的，不太習慣。有時天亮醒來，被窩和雙腳還是冷冷的，會想哭。於是，我買了軟軟的、手感很好的抱枕，比我身高的一半還長，想抱就抱，不想抱就踢下床去，挺好的。再買了大小不同的橡膠熱水袋，穿上不同顏色的絨布衣服，溫柔又暖和。寒流來襲天冷時，先將熱水袋放在被窩裡暖被，再去泡個熱水澡，鑽進被窩時溫溫暖暖，幸福到天明。

此外，因為工作忙碌養成的毛病，每次買菜、採購，為了爭取時間，我總是很有效率地一次完成，因此常讓自己大袋小袋，大包小包，掛得跟棵聖誕樹一樣。有一年的小年夜，在傳統市場旁，為了一個緊急案件，需即時電話聯絡處理，我把一大堆菜擺在腳邊，站在人來人往的菜市場，講了快一個小時的電話。回家後，再徹夜大掃除，準備年菜，為娘家爸媽也備一份。

結果，那年從大年初一開始，右手和右肩痛到舉不起來，甚至夜裡痛醒，無法正常生活和睡覺。年假結束，看了幾家醫院和醫生，片子也照了，中西醫都看了，說法不同，可能因肌腱舊傷反覆發炎沾黏、長期使用電腦姿勢不正確，或因為年紀的關係得了五十肩……試了幾個療法都未見改善，最後我乖乖地復健和改變生活習慣，受不了時吃止痛藥。將近半年的時間，白天工作，一、三、五晚上下班後，不是復健就是夜間門診。此後，我不敢再逞強把自己掛得跟聖誕樹一樣，買菜多分幾趟，過年提前開始掃除，把大掃除分成幾次小掃除。

一點一點，我學習如何過單親的生活。

人際關係大洗牌

因為生養過動兒，我的人際關係洗了一次牌。

有人認為我們家的孩子沒家教，為免近墨者黑、孩子被帶壞，因此跟我們保持距離。也有人擔心自家的孩子受傷，盡量減少跟我們家過動兒一起玩的機會。還好，我們家過動哥不缺朋友，還有弟弟這個最好的玩伴。

後來，因為單親，又經歷一次人際關係大洗牌。除了生活方式和所從事的活動差距越來越大，經濟水平的落差更是一大原因。也有朋友暗示我，所有單身的人都是可能的公害，於是我有自知之明地自動保持距離。物以類聚，人以群分，漸漸地，我們常來往的多了單親媽媽、過動和亞斯的家庭，還有精神科醫師、特教老師和輔導老師等，人生多了不同的樣貌和風景。

沒那麼簡單

單親生活的大小事都要自己來，但也多了自由。我以前總是忙著讀書、工作、家務和照顧孩子。尤其生養了過動兒之後，好像從沒睡飽過；就算有空，也不太可能坐在電視機前面，遙控器從不會在我的手上。因此，四十多歲了，不曾有窩在沙發上，電視遙控器在手上，閒閒沒事轉台的經驗。離婚後，總算體驗到「沙發馬鈴薯」的滋味，就在越來越少人看電視，年輕人都看電腦和手機的時代，我拿著遙控器對著電視，居然覺得挺新鮮的。還有廣播節目，更是我一人在家洗衣燒飯時的陪伴，也是對外連結的窗口。

二〇一〇年，聽到〈沒那麼簡單〉（作曲：蕭煌奇，作詞：姚若龍，演唱人：黃小琥）這首歌，我這個單親加半個空巢的過動媽，馬上就對號入座：

「不愛孤單，一久也習慣，

感覺快樂就忙東忙西，感覺累了就放空自己，別人說的話，隨便聽一聽，自己作決定。
不想擁有太多情緒，一杯紅酒配電影，
在週末晚上，關上了手機，舒服窩在沙發裡。

相愛沒有那麼容易，每個人有他的脾氣，
過了愛作夢的年紀，轟轟烈烈不如平靜。
幸福沒有那麼容易，才會特別讓人著迷……」

工作、音樂和廣播節目，陪伴了我單親的日子和對大兒子的思念。

堅持自我的Mr.重來

擔心弟弟被忽略

這些年來，追趕跑跳碰過動大兒子之餘，有時會擔心忽略了安靜的弟弟。因此我常問弟弟：「快不快樂呀？」

比起哥哥，弟弟好睡又好養，無論在行為、人際關係或學業方面，不太需要我操心，也沒出過什麼狀況。經歷過動大兒子的考驗，我學會了謙卑，兒子若有什麼好，不敢居功，跟教養他的哥哥一樣，我都是盡心盡力做一個母親能做的。有時我會提醒自己不要忽略了弟弟，就跟他說：「心裡有事，要跟媽媽說唷！」

小學四年級的時候，弟弟真的有事跟我說：「我要學跳舞。」一開始我不以為意，以為他說說而已，沒想到弟弟是認真的。我想他從小就學小提琴、鋼琴，再學學舞蹈，也好。我自己從小就愛跳舞，每次學校有舞蹈表演，我常是跳得最開心、被安排在前排中間的那一位。只是從小在公務人員家庭長大，不曾想過花錢學跳舞這件事。

舞蹈班的第一個男生

小兒子帶我去舞蹈教室，要我幫他報名繳費。還記得負責行政的人員，抬頭看看我們兩人：「是大的要學？還是小的？」我指指兒子，當然是小的，怎會是我這個老媽。原來，經營十幾年了，這舞蹈教室沒收過男生。吳貞霖老師下課後走過來，左看右看、前看後看眼前這位小弟弟：「這樣……連腰線都沒有……怎麼跳舞？」小兒子從小睡得好、胃口好，又沒哥哥活動量那麼大，長得胖嘟嘟的。我們也搞不清楚腰線和跳舞有什麼關係，反正就是要繳費，要學跳舞。

就這樣，舞蹈班姐姐妹妹們從陌生、排斥到接納這個不一樣的小男生。期間，經歷他不肯穿細肩帶緊身舞衣和粉紅色舞鞋；春節過年，舞蹈班沒開門，他自己到公園草地上練翻滾、拉筋；出國在機場候機，把腳搭在走道欄杆上，隨時隨地練拉筋。很幸運地，還有位超有愛心的家長湘媽（同班湘婷姐姐的媽媽）認我們家弟弟為乾兒子。漸漸地，小兒子長高了些，身子拉長了點，凸凸的小肚子不見了，看得出腰線了，配上有神、會說話的大眼睛，舞台上的扮相還真好看呢！十一歲，我陪他和舞團一起去德國公演，生活、表演在一起，像個大家庭。

後來，吳老師鼓勵小兒子參加台灣每年舉辦的舞蹈比賽，還特別為他編舞，請了武術指導加強輔導，滿滿地肯定和栽培。但其實小兒子是不願意的，因為跳舞是為了喜歡，不是為比賽得名。比賽集訓的過程中，有時弟弟離開舞蹈教室，上了我在樓下等著接他的車子，兩泡眼淚馬上流下：「難道老師不知道，有人是不需要這樣罵的嗎？」台北市南區比賽那天，現場成績一公布為第一名，弟弟馬上掉眼淚，不是因為開心，而是因為還得參加後續的省賽！現場也有小舞者因為沒得名而哭泣，我和老師和乾媽為他高興也不是，陪他哭也不是，還要擔心他被吐槽，哪有人得第一名還哭的，不想得名幹嘛來參賽攪局。

堅持到底，永不妥協

弟弟的堅持，不只展現在學舞。從嬰兒期開始，他若決定不喝奶就是不喝奶，一滴都不多喝，若我繼續餵奶，他會讓奶從嘴角流下來。他的堅持還贏得了一個封號「Mr.重來」。那時他兩歲，為了堅持要我把他抱上樓，而不是被爸爸的一位朋友抱上樓，都已到了樓上，只見他雙手扒住大門門框，就是不肯進門，邊哭邊指著樓下，要求回到樓下重來一次，連過程都堅持重來！

弟弟也曾經因為我不小心，打破了一顆可以孵小雞的蛋，哭了幾個小時，哭到聲嘶力竭，直到我煮完中餐，水也不喝一口。飯不吃了，我牽著他的手，拿著一包餅，去找送他雞蛋的阿婆求情。看到他滿是淚水的大眼睛，還有小手奉上的餅，老闆娘馬上首肯，再惠賜一顆。

其實我還挺欣賞弟弟的堅持，過動哥哥直到如今一直讚美弟弟的專心一志和認真努力，因為那是他做不到的，但他爸爸覺得這小兒子還真有點難搞。

在學舞這件事上，小兒子堅持依然。為了學舞，克服被人嘲笑是男生還是女生的難過。為了不穿細肩帶舞衣，被罵也好，被罰錢也好，說媽媽還沒洗衣服也好，就是不穿。為了一個動作，大過年寒冬中光著腳丫子在公園練習。為了不要第一名，急死一圈人，氣死一票人。

我是男生，我喜歡跳舞

他的第一次，也是我的第一次

弟弟十三歲那年，久周出版社呂錦珍總編輯邀請我和小兒子一起寫書。錦珍說：「妳知道妳的孩子很不一樣嗎？妳知道妳自己也不一樣嗎？妳知道在別人眼裡，你們很特殊嗎？」說真的，除了過動大兒子有些不一樣，我還真的不知道也不認為自己和小兒子有什麼不一樣，主編想出版一個真實又不一樣的跳舞的故事。

弟弟從小看著我翻譯和寫書，總感到好奇。讀幼稚園的時候，他曾將自己的圖文作品集結起來，也要出書。那時，我請印刷廠的朋友幫忙，印刷裝訂成小冊子，分送親朋好友作紀念。後來他懂了，那是「印書」，而不是「出書」。這次總編輯要求我們合寫的這本書，他說必須是在書店可以找到、被放在書架上賣，還有錢可以拿的「那種書」，也就是媽媽平常寫的「那種書」。我答應兒子的要求，這次會出版「那種書」，至於錢（他還搞不清楚那叫版稅）的部分，換成一支手機。談判很快達成協議。

其實，對弟弟而言，喜歡跳舞是一回事，既不想參加比賽，也沒有訴諸文字的動機。如何讓他寫（打電腦）那麼多字呢？這不只是他的第一次，也是我第一次和人合寫書，不知如何開始。

讓「學跳舞」這件事變立體

我帶弟弟一起去書店選些我們喜歡的書，討論我們的書要以什麼方式呈現。我們決定都用第一人稱「我」來寫，一個大人的「我」，一個孩子的「我」。我們將學舞過程中發生的同一個事件，以標楷體呈現媽媽的觀點，弟弟自己的想法則以娃娃體呈現。不同的觀點，不同的字體，讓「學跳舞」這件事變立體了。沒有標準答案，留下了空間，有如圖畫的留白。

我建議小兒子像寫日記一樣開始，想寫什麼就寫什麼，我們先分頭個人寫個人的。沒想到鼓勵他寫書的是我，卻也同樣是我耽擱了交稿。答應寫書換手機後，他每逢假日或晚上有空，就在電腦前敲啊敲的「寫稿」。從冬天寫到春天，他的部分完成了，我卻還沒寫多少。我說，最近沒有靈感；我說，等我忙完手上的事，一定加緊趕稿。弟弟被我氣歪了。

一天晚上，十一點多我回到家，兒子早已熄燈上床睡覺。打開燈，只見書桌上電腦前擺著一張弟弟寫的「問卷」：

我想了好久，總算想出一個好辦法，妳跟出版社談，把交稿分成兩部分，我寫的那部分先交，妳寫的部分以後再補……這樣就算我交稿，可以買手機給我了……這個星期四晚上爸爸說他有空，妳可以跟我們一起去嗎？妳覺得這個辦法如何？……

同意　請勾⇩　是□

不同意　請勾⇩　否□

結果我這個媽媽，既沒勾「是」，也沒勾「否」，開心地笑完之後，就把這份問卷給「吃案」，塞到一堆檔案中，不見天日了。

弟弟沒轍，只好在週末和假日把他的「行程」完全空出來，平常他是我們家最忙碌的，「行程」總是滿滿的。週末早上九點，鬧鐘響起，弟弟先起床，將我的電腦開機，叫出「我是男生，我喜歡跳舞」的檔案，再把我從床上拉起來，推到書桌前，開始工作。然後，他在一旁讀書陪我，押著我寫，不准我做別的事。中午肚子餓了，他煎德國香腸給我吃；電腦敲多了，我喊腰痠背痛，他就幫我搥背。就這樣，這本書才能完成，我賺到了兒子好多的關愛，兒子也得到了他的手機。

寫完初稿，我和小兒子交換閱讀彼此的文稿時，可不得了了。

弟弟抗議：「這一段不能寫，我會糗死！」

我說：「可是這是真的發生的事啊！不然要怎麼寫？」

「我不知道，整段拿掉好了。」他說。

我不依：「那就沒意思了……」

「我不管！」弟弟大叫。
要不就是我大叫：「我的意思不是這樣的，你怎麼這樣寫？」
「我記得是這樣啊！」弟弟說。
我抗議：「才不是那樣！」
弟弟提出交換條件：「妳寫我那件事，我就寫妳這件事。」
我們兩人爭執不下，互相威脅、調侃。
誰教我是媽媽：「我比較有經驗，聽我的！」
弟弟說：「我也是作者，我也可以決定！」
「我是媽媽，我決定！」這是我最後的法寶了。
就這樣，我們討論、談判、堅持、讓步、賴皮……這過程好玩、過癮極了。

不一樣的媽媽，不從俗的兒子

感謝久周文化和錦珍主編，以及洪蘭老師、吳佑佑醫師、賴杞豐老師為此書推薦寫序。同一年，該書獲頒台北市立圖書館「2004好書大家讀」年度最佳少年兒童讀物獎。尤其感謝洪蘭老師，百忙當中允諾為此書寫推薦序〈不一樣的媽媽，不從俗的兒子〉：

「看完了這本書，我發現世界上是先有伯樂，後有千里馬，書中愛跳舞的小男孩，如果不是有一個思想開明、不怕別人說閒話、敢放手讓孩子去尋夢的媽媽，可能現在還坐在補習班中發呆，當然，這個小男孩也是獨特的，小小年紀就懂得自己要什麼，不要什麼。最難得的是他不世俗，他學舞是因為他喜歡跳舞的感覺，他不在意名次，甚至可以說，他討厭得第一名，因為比賽把跳舞的樂趣破壞了……這本書中談到許多迷思，只不過它不是長篇大論的談，而是透過小男孩的『為什麼』讓你反思……教育本是打開胸襟，接納不同的人和事，提昇自己的視野。」

真實的人生

學舞的路上，有吳貞霖老師、閻仲伶老師的教導和包容，以及乾媽(湘媽)的照顧和陪伴，還有舞團姐姐妹妹們的情誼。尤其小兒子剛經歷爸媽離婚的衝擊，點滴相伴，備感溫暖。至今，弟弟幾個最要好的朋友都是小時候一起跳舞的夥伴。

我們共同書寫的這本書，沒什麼了不起的事蹟，也沒什麼大道理，只有真實。

要不是因為生養了過動的大兒子，我的許多框架和驕傲不會被晃動或打破；要不是因為了解ＡＤＨＤ，我不會知道「不一樣」的背後，有多麼的不容易和可貴；要不是經歷了好些失敗和失去，我不會懂得珍惜感恩平凡生活中的點點滴滴。

日後，帶領讀書會或演講的場合，我有時會分享以下這一段：

無論哥哥是誰，弟弟有他自己的舞台，自己的故事；

什麼叫正常？什麼叫特殊？生命故事人人不同。

舉手抬腳，千迴百轉，一轉，兩轉，三轉，四轉；

眼睛發亮，汗水四濺，那就是美好，就是生命。

妮子餵了，貓沙清了

為學業、生活和理想打拚

離婚兩年後，前夫去了大陸。大兒子在台灣，幾經摸索、轉系，辦了助學貸款，一邊讀書，一邊工作賺生活費。他在學校附近租屋，方便上課和打工，飲料店、餐廳、影印店、服飾店，都工作過。小兒子從舞蹈和肢體的基礎出發，經過推薦甄選，進入台北藝術大學戲劇系，住在學校宿舍，上課、排戲沒日沒夜。而我努力地上班工作，責任制又自動加班地認真負責，不只是養活自己和孩子。

一家三口，分在三地，各自忙碌，為學業、生活和理想打拚。

週末，如果兩個兒子各有行程，不能回家，我會開著老舊的小車，載著滷味牛腱、麵包或水果，先去看關渡的小兒子或他們的演出，在山上校園走走，一起聊聊、吃頓飯。然後到內湖，把加菜的食物給大兒子放冰箱，再帶他去打個牙祭。晚餐後，我再獨自開一小段高速公路回家，聽著車上廣播節目和音樂，結束週末跟兩個兒子的相聚。

跟兒子的約會

就像約會似的，我珍惜跟兒子每一次的相聚。

一個冬日的傍晚，小兒子打電話給我：「媽，我等一下要到師大夜市去買東西，然後回家拿東西。妳在家嗎？我們可以一起吃晚飯嗎？然後我要趕回學校去排戲。」正在加班、忙翻了的我說：「你去夜市買東西，不要等媽媽，做你該做的事。我還在忙，走不開，我盡量趕，但你不要等我。騎車要小心，慢慢騎，安全最重要……Keep in touch.」

小兒子又來電，還在夜市：「媽，我買好東西了，要回家了，會和妳一起吃晚餐嗎？還是我在夜市自己吃，等一下回家拿東西就好？」

想起孩子小的時候，那些我在上班的日子，好多次傍晚，會議中或手上的工作沒做完，眼見天色漸暗，越晚我的胃越痛。總算可以下班了，飛車趕到幼稚園，可能又是最後一個接孩子的家長。

我回小兒子：「我還走不開。你還在夜市？想吃什麼自己先吃。家裡冰箱沒什麼現成煮好的菜，只有一包滷味，你帶回學校吃。拿你需要的東西，如果媽還沒回去，不要等，路上騎車不要趕。兩個星期沒見你了……慢慢騎喔，安全最重要。I love you.」

前往關渡的大度路常有交通事故，我總不放心。尤其是晚上，我不願孩子趕時間騎快車。總算下班了，我飛快開著車，身體是累的，肚子是空的，但沒有感覺。一心只想趕快回家，或許兒子還在，可以見上一面，說兩句話也好。

車到了家樓下，往樓上望去，多麼希望燈還亮著……但，沒有燈光……那也好，表示兒子已上路回學校，沒有因為等我而耽擱，就不會騎太快，比較安全。停好車，我一邊爬樓梯，一邊安慰自己，兒子已經回學校去了，這樣比較好。

上了樓，打開家門，開了燈，門上貼著一張3M便利貼：

妮子餵了

魚餵了

貓沙清了

Thanks for the 滷味

（維他命C沒了）

Leon

我的眼淚，停也停不住。

難得的相聚，一桌子的菜

有一次，知道兩個兒子週末可能都會回家。那天早上，設了鬧鐘，我起了個早，上菜場買菜。菜販們大概都看得出我好高興，買得又多又開心。洗切燉煮，我做了好多菜，紅燒肉、香菇雞湯、現挖的涼筍、新鮮現採的蔬菜、涼拌小黃瓜、薏仁粥……都是孩子愛吃的。其實，忙了半天，我還不確定兩個兒子會不會或幾點會回家。要是不回來，天哪，一冰箱的菜，我一個人，就算每天中午帶便當，一星期都吃不完。

我身上掛著圍裙，坐在餐桌前，一個人面對一桌子的菜，自己都覺得好笑！

小兒子曾說：「媽，妳看來那麼堅強，但我知道如果我或哥哥死了，妳會活不下去。」

小兒子還說：「媽，或許妳的命定就是這樣，生下兩個不一樣的兒子，一個過動兒，一個舞台上的我，那就是妳的自我實現。」

不知是不是我的命定，還是自我實現；不知是不是神的計畫和美意，只願可以陪著孩子追求夢想。無論兒子的選擇是什麼，是不是他想要的舞台，對我而言，過程已很足夠、很豐富了。

相伴的日子

迎向夢想的小兒子

那幾年發生了好多事。二〇〇八年金融海嘯，我有一段工作空窗期。二〇〇九年發生八八莫拉克風災，我的父親過世，小兒子推甄上了大學。

還記得小兒子很小的時候，曾牽著我的手：「媽，走，我們到公園去找新爸爸。」公園是他認為最好玩、人最多的地方。如今，有更大的世界等著他去探索。隨著唸大學住校，考到駕照的他騎著機車，像插上翅膀一樣，展翅飛往他的夢想，飛向他的未來。

小兒子唸高中時，我每天為他帶便當，陪他考學測、申請學校，整理備審資料。有空時，晚上一起看《急診室的春天》（Emergency Room），找短期打工的機會，一段彼此陪伴的單純生活。上大學前，我唸唸叨叨了一個暑假，教他生活自理的小細節、處理金錢、考駕照、背街道名稱、看地圖等。我開車送他到學校宿舍那一天，看著他下車，大包小包的行李揹滿身，跟我採買時一樣，掛得像棵聖誕樹，一個小大人樣。這個從小就在我身邊的孩子，長大了。真的不捨。

後來，弟弟帶我去逛校園，參觀了男生宿舍，還帶我看廚房、洗衣間，是我這輩子第一次進男生宿舍。弟弟在北藝大的同學，一個個不一樣，多才多藝的怪咖好多，而我是他班上最常去看戲的家長。

自己打理生活，賺生活費

同時我也常去看老大過動哥，帶著他愛的beef jerky（美國牛肉乾），還有麵包、香蕉水果、滷蛋。前夫去大陸以後，大兒子自己在學校旁租屋，每天精神地打工、上課、參加社團，自己打理生活和賺取生活費。他曾經歷一天一百元包括三餐和交通費的日子，也曾因遭忌被排擠，還有降轉重選科系。

我雖覺心疼和愧疚，其實挺為他感到驕傲。我離婚後這些年，孩子也跟著吃苦，不但沒學壞，經過磨練，比他們身邊的朋友能吃苦和務實。大兒子工作守時守信，總是得到老闆的信任。他也知道出門在外，人際關係非常重要，要慎選朋友，還要學習如何維持人脈。另外，他還發現這世界上有比媽媽更恐怖的女人，叫「老闆娘」！但為了飯碗，得找方法跟老闆娘相處。

大兒子說：我又闖禍了

一個颱風夜，晚上十點半，大兒子飲料店下班的時間，他打電話給我：「媽，我又闖禍了，關鐵門時不小心忘了挪走傘桶，把鐵門弄壞了。」

他好焦慮：「修理大概要三、五千元，老闆娘一定會罵我很多很多很多次，她一定會要我賠錢，我半個月薪水就沒了。」

我好心疼，差點忍不住說媽媽幫你賠，但忍了下來：「先安靜下來，不要急，我們慢慢想怎麼辦。」

這是老大小時候衝動闖禍後，我們常有的對話。我總叫他先安靜下來，不要衝動，一起慢慢想方法，再用「仿聲思考」的方式，一步步帶著他想，我會把想的過程都說出來，有不同的可能和ABC不同的做法。不一樣的是，以前的我除了心焦之外，有時會因疲累而不耐或生氣。現在，除了願意陪他一起走過，更多了心疼。

另一次，也是颱風將要來的晚上，大兒子在我家吃完晚餐，趁風雨還不大，要趕快回家。他帶了一大袋子的東西騎車上路，新買的、他唯一的一雙皮鞋和一套西裝，是兼差工作需要穿的。回到家後，他發現那個大袋子倒了，衣服和一隻鞋子不翼而飛！他打電話給我，慌張又懊惱，說自己又闖禍了。我安慰他沒關係，我們再找時間去買。沒想到掛了電話，風雨中，他騎著車，沿路回頭找，衣服始終不見蹤影，但找回了一隻在馬路上被反覆壓過、扁掉的鞋子。

大兒子心疼買衣服鞋子的錢，我心疼風雨中在馬路上找衣服鞋子的他。

屋漏偏逢連夜雨

心酸事還有一樁。我們住的國宅品質不好，屋子漏水，怎麼都修不好。整棟鄰居都配合抓漏修繕，唯獨住在我們樓上的老先生不理不睬。冬雨連綿，臥房天花板開始斑駁，溼痕往下流。一日夜裡醒來，滴滴答答，水居然從天花板上落下，地板開始積水。我半夜起來，急忙找水桶接水，大的小的，一字排開。

第二天，跟小兒子有約，他下課我下班後一起去看戲，我們買了便當在車上吃。邊吃邊聊，我說起這屋漏偏逢連夜雨的事。居然母子開心地幻想，若他將來戲演多了、紅了，賺了錢，我們就可買個好一點的房子，不漏水，有警衛，有人收掛號信，也可以不怕小偷了。

我笑道：「雖然我半夜醒來，慌張又無奈，但擺了水桶後，居然可以再入睡。然後，現在可以跟兒子笑談屋漏偏逢連夜雨。」

小兒子說：「媽，妳長大了。」

我大笑：「對啊！終於長大了，也長老了。」

築夢？追夢？是夢醒，還是入夢？這過程，已足夠。

小妮子再見

小妮子急診送醫

小妮子還沒滿月，就被我們領養，直到她八歲，我們都不知道她有先天性心臟病。

弟弟唸大學住校後，常只有小妮子和我相依為命。小妮子喜歡在窗檯上看風景和睡覺，不太運動，越來越胖，成了優雅尊貴又療癒的小肥貓。

直到有一天，我因出差出國好幾天，弟弟住校，請一位住在附近的朋友幫忙，每天來家裡餵食。我返台回家的那天晚上，小妮子吃了兩口飼料就不吃了，趴在客廳一角，然後開始哀嚎，一聲接一聲，越叫越大聲。我喚她，她只能用爬的一點一點挪移地靠近我。我打電話給動物醫院後，馬上載她前往最近的醫院急診。獸醫初步判定應與心臟病有關，但不敢做進一步的檢查，因為小妮子很緊張。醫師問我她平常兇不兇？我說非常兇，連去美容院洗澡都沒辦法，因為太兇了，換了幾家，沒人願意幫她洗澡。獸醫說她非常敏感，要是貿然進一步檢查和治療，她可能會緊張到把自己嚇死。我們只好等她吸氧氣慢慢平復下來，再做進一步動作。

這是我們第一次養貓，有些不知所措。不久，小兒子也趕來了醫院。醫師建議轉診到有夜間加護病房，而且是專業治療心臟問題的動物醫院。弟弟抱著小妮子和她身上掛著可以撐十五分鐘的藥物注射，我們驅車趕往內湖，轉診到另一家動物醫院。

救還是不救

我和弟弟在加護病房外守候，醫生告訴我們，就算救活，可能還需住院治療幾天才能出院。但日後她的腳將不良於行，需定期復健至少半年以上。急診、加護病房、住院治療和日後的復健費用，至少要準備二、三十萬元。

醫生又進了病房，留下我們兩人天人交戰。半夜兩點，母子倆，面對面坐著。

我在非營利組織工作，雖然收入不豐，感謝主，幾年下來儉省著存了一點點錢，但那是緊急時的生活準備金。

弟弟問我：「媽媽，妳有多少錢？我們要不要救？」

我說：「救了，我的存款就見底了。那緊急準備金是為『人』預備的。而且，日後的復健誰帶她做呢？我要上班，你又住校……」

弟弟眼睛大，眼淚也特大泡：「就這樣讓小妮子死掉嗎？不要，她是我們家的一分子！」

母子兩人淚眼相對，我心裡盤算著車子已經老舊，房子還在漏水。醫生刻意迴避，多給我們一點時間掙扎吧！

突然，弟弟想到：「媽媽，不是有人介紹一個離婚的叔叔給妳嗎？他不是有錢又愛貓、願意為貓花錢的人嗎？上次他們家貓生病，不是花了好多錢？妳打電話給那位叔叔，請他幫我們救小妮子，好不好？」

我說：「人家只是介紹我們認識，我又不是他什麼人，憑什麼要人家幫我們。」

弟弟不放棄：「不是要介紹他做妳的男朋友嗎？」

我答道：「可是我們又沒來電……就這樣把媽媽賣掉?!」

弟弟：「不然怎麼辦，讓小妮子就這樣死掉?!」

母子兩人哭得唏哩嘩啦！不知道是要把積蓄都花掉，把媽媽賣掉，還是讓小妮子死掉。

因為弟弟第二天一早六點要進攝影棚錄影，我也要上班，半夜了，需要一點睡眠。正好轉來的醫院在內湖，過動哥的租屋處也在內湖，攝影棚就在租屋處附近。眼睛已經哭到張不開了，我決定當晚小妮子在加護病房，弟弟去哥哥租屋處睡一下。救不救，隔天早上再說。

貼心的離去時間和地點

第二天清晨六點，弟弟進了攝影棚錄影。我早上一進辦公室，就接到獸醫電話告知小妮子不行了，要我趕快過去簽同意書。我請假直奔醫院，小妮子插著管子，動都不動，聽到我的聲音，勉強抬起頭，無力地「喵」了一聲。醫生說不要碰她，她在打嗎啡，非常地痛。我嘗試跟小兒子聯絡，讓他跟妮子說最後幾句話，但手機沒人接。醫師給我一段時間跟小妮子獨處，我跟她說了好些話，為她禱告、照相。我覺得她聽得懂，平靜而安詳。然後，我簽了同意書，請醫院處理後先置入冰櫃，待我下班、弟弟收工，我們再去處理後事。

下午，弟弟錄影休息空檔，聽到我的手機留言，知道小妮子死了，馬上打電話到我辦公室，問我為何不早些告訴他？

我說：「有啊，但你沒有接，只好留言。」

弟弟傷心得一直哭，一直哭……在電話上哭了二十多分鐘。

我跟弟弟說：「乖，聽話，停下來，先把情緒收起來，等一下還要錄影。眼睛腫了、妝花了，怎麼辦。那個導演不是很兇嗎？要有敬業精神，別丟了飯碗。錄影完收工後，晚上到醫院再哭。」

小兒子說，當天錄的是一個開心歡樂的節目，化妝師知道發生了什麼事後，一句話都沒說，很幫忙，仔細地幫他重新補妝。錄影當中，只要導演一喊「卡」，他的眼淚就自動流下。

冥冥之中，小妮子好像在等我回國進家門才發病，否則弟弟的朋友一定嚇壞了，怎會每天來我們家幫忙餵貓，居然把貓給餵死了，如何跟主人交代。小妮子好像也知道我們沒有錢付她的醫療費，給了我們一個晚上，成全我們想救她的心意，一個晚上的掙扎，只花了一個晚上的費用，第二天一早再離開我們。更巧的是，小妮子過世的醫院就在內湖，離弟弟要去工作的攝影棚和我辦公室都較近，弟弟半夜還能睡上兩個小時。

幾天以後，選了個假日，我們帶小妮子到寵物安樂園火化，裝在一個小小的糖果罐裡，留作紀念。弟弟為她製作了一小本紀念照：天使 小妮子 謝謝妳八年的陪伴~

一下一下把自己踢回來——小唐的故事

《ADHD不被卡住的人生》裡有個史提夫，他是一位三十二歲的電腦程式設計師，接連失去了婚姻和工作，走投無路，求助求診而被診斷出是ADHD患者。

這本書出版沒幾天，一位ADHD青年小唐便透過臉書私訊我：「我是書中的史提夫。」小唐，三十幾歲的青年，在電腦資訊業工作，育有一兒一女。三年前，兒子確診為過動兒，而小唐自己也在帶兒子診斷就醫兩年後被診斷為ADHD患者。比史提夫幸運的是小唐的老婆還在身邊，但他擔心因為太辛苦或沒有安全感，老婆有一天也會離他而去。

在台灣長大，小唐從小一路唸資優班，興趣廣泛，聰明又喜歡讀書。因為回家只想玩，小唐會在上課時就把它全部搞懂，回家後不太需要讀書，就可以考第一名。家境並不富裕，小唐從《亞森羅蘋》、《小牛頓》、《十萬個為什麼》，到夜市便宜買來品質不佳的百科全書和一些有顏色沒顏色的書全都看。小唐從小就覺得自己不一樣，腦子裡可以聽到很細微、高頻的聲音，沒有辦法完全安靜下來。他曾經告訴父親這件事，爸爸回道：「聰明的人都這樣。」

漸漸長大，從理查．費曼到《柏拉圖的天空》，小唐讀到捨不得睡，睡著了又捨不得起床，凡事都可拖延。到了大學，自由空檔的時間變多，小唐開始沉迷於線上遊戲。但此時的課業已無法臨時抱佛腳，小唐無法專注的問題日漸嚴重，直到大三時，生活和學業幾乎垮掉，念MIT的夢想成為泡影。還好在導師和系主任的幫助下，小唐終於畢業，並赴美就讀研究所。

到了美國，他一樣無法專注讀書，仍然沉迷於線上遊戲。學業無以為繼，沒了美國學生簽證，只好返回台灣。幸運的是贏得美人歸，小唐在美國遇見了初戀女友，也是現在的老婆。她是一個單純的女孩，常聽他古今中外聊到天亮。小唐知道自己無限的創意和熱情是非常有吸引力的，她加速拿到碩士學位後，跟著小唐回台灣共組家庭，生了一兒一女，不離不棄，直到如今。

小唐一直好想讀破萬卷書，很能體會孔子的「朝聞道，夕死可矣」的感受。從經史子集、諸子百家到資治通鑑，小唐手握一堆書單，但無法專心地讀，每每淺嘗即止，覺得自己像傳說中的餓死鬼一樣，肚子大，但咽喉細小如針，無法吞嚥。他求知若渴，但無法專心讀書，吃不進精神食糧，很痛苦。

因為薪水待遇較好，小唐捨棄自己最愛的物理和國學，選擇電腦資訊業的工作。資訊軟體業追求新奇，需要用不完的精力並隨時待命應變，密集的工作壓力很快就讓小唐「燒盡」（burn out）。就像《ADHD不被卡住的人生》中的史提夫，小唐說他不會寫自己的程式。

為了健康、兒女和家庭，他不得不休息。工作因此出現了空窗期，開始了一段不算短的無業狀態。靠著老婆一份收入過日子，小唐在家照顧兩個孩子，大把空白的時間和很快見底的存款，讓他又陷入谷底，焦慮和憂鬱再度回頭。還好因著老婆、朋友和老同事的相助，小唐才又爬了起來。人生幾次陷入谷底，小唐學會了沒有跌深反彈這回事，放縱沒有底線，只有跌得更深，總有一天會回不了頭。

確診為過動症患者後，小唐深刻了解自己的胃口和容量和一般人不一樣。ADHD衝動的背後是很大的能量與創意，如果忍得住，就是高功能；忍不住，就什麼都不是。如今回頭看，年輕時好些要好的同學和老師也是ADHD，有做研究、學科學的，也有學醫或工程的，共同的特質都是優秀、熱情、拚命、追求改變和停不下來。雖然表面看不出是ADHD，但在真實生活中有拚命運動、騎腳踏車的，有喝酒、線上遊戲上癮的，有無法面對大成就之後空虛的，也有自殺結束生命的……都在為內在的能量和情緒找出口。

小唐很怕無聊。他知道無聊有毀滅性，精神空虛會帶來焦慮和憂鬱，會隨便散發能量，看到浮木就抓，也會答應做不到的事、自不量力或承諾太多而忘記。小唐悟到了生活要有寄託，能量要有出口。運動和音樂就是結構，再加上紀律，可以找到救贖。小唐越來越能體會荀子的「真積力久則入」。

現在小唐每天服藥，突然間，世界變清楚了，看事情變立體了。但小唐不喜歡藥物帶來的副作用，為此他養成游泳的運動習慣，藉此加快代謝以減少不舒服感。他說：「運動比吃藥有效，但如果不吃藥，連運動都不會去做。」

同時，小唐感受到內在的ＡＤＨＤ如同被關在牢裡的靈魂，婚姻、規矩、工作職場都可以是各種不同的牢籠，如果被釋放出來，那能量是不得了的。牢籠也不見得不好，有時感覺快要失控時，小唐會覺得想要被關起來、想被管教，讓自己被管控在結構化的環境，如同他的婚姻，要不是老婆穩定的愛和付出，不知現在自己會在哪裡。妻子的接納與信任，給了小唐很大的安定與連結。

認識了ＡＤＨＤ，和自己有了連結之後，人生好像有了正確的視角。小唐要像菲爾普斯游泳的鍛鍊一樣，一下一下把自己踢回來。兒子開始學游泳沒多久，就成為泳池眾所矚目的焦點，吸引教練前來詢問和關注。兒子的小提琴老師和菲爾普斯[10]的游泳教練包勃．包曼（Bob Bowman）讓小唐對術科大開眼界，見識到右腦可以如何地被開發。

再聰明的人，也需要老師和帶領，更何況像小唐這樣內藏著極大能量，又安定不下來的人。如同《ＡＤＨＤ不被卡住的人生》作者布朗博士所言：「過動症的患者確實有高ＩＱ的，他們因此而苦更久、更沒有支援，因為他們身邊的人誤以為這麼聰明的人不會因ＡＤＨＤ而苦。」

如今老婆每天外出上班教書，小唐在家透過電腦遠距工作。小唐和過動兒子每天一步一腳印：「老天給我們的ＡＤＨＤ功課不容易，我跟兒子常常覺得當普普通通人真好，我們喜歡小小的生活，生活就是平凡中的偉大，每天熬粥和煮湯，陪伴兒女練琴、游泳、寫功課、煮飯洗衣，找到結構和節奏，然後自我救贖。」

回顧過去，如果早些認識ＡＤＨＤ，早些知道自己是過動症患者，就能早些找到方法，他說：「菲爾普斯說，ＡＤＨＤ並不可恥或羞愧，是可以尋求協助的，這給我很大的鼓勵。」還好一路走來，因為孝順，不忍讓父母親傷心，小唐從不曾碰毒或尋短。因為愛老婆兒女，沒有讓自己跌到回不了頭。更大的盼望是成為過動兒子的導師，帶著兒子跟著興趣走，找到心之所向和能量的出口，像菲爾普斯一樣，一下一下把自己踢回來。

10. 麥可・菲爾普斯（Michael Phelps），美國奧運游泳選手，也是ＡＤＨＤ患者，擁有28枚奧運獎牌，為史上獲得最多奧運獎牌的運動員，有「美國飛魚」之稱。著有《夢想，沒有極限！》（No Limits: The Will to Succeed）。

Chapter 5.

贖回的時光

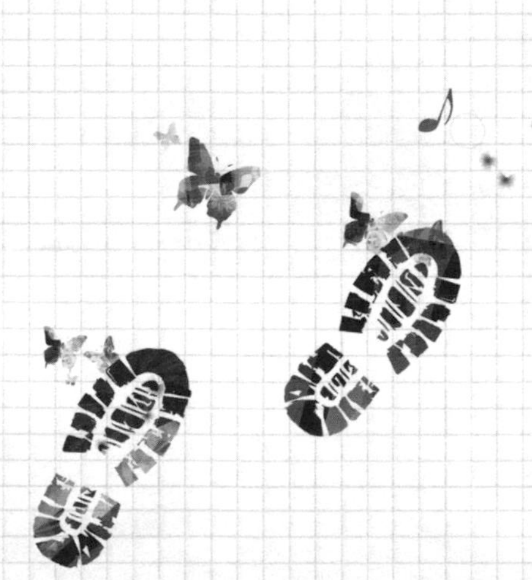

悄然來到的空巢期

是分離焦慮，還是堅持

母親說過我小時候的一件趣事。

她騎腳踏車送我去上托兒所的第一天，老師告訴她：「把孩子放下，掉頭就走，不要回頭。」她依言照做，真的一路騎回家，沒有回頭；沒想到，我跟著她的腳踏車，一路跑回家，也沒有回頭。不知是因為我的分離焦慮，還是我跟小兒子一樣堅持到底。

小學三、四年級，因為父母親工作的關係，我們家暫時分開兩地。父親帶著包括我在內的三個孩子隨台糖總公司先搬遷到台北，母親則帶著最小的妹妹住在彰化溪州糖廠。我在糖廠出生，不曾離開母親，非常想念媽媽，晚上常跑去台北住家附近的鐵軌旁（現在的市民大道）看火車，期待媽媽坐火車來台北。我把思念的眼淚很浪漫地裝在扮家家酒的小杯杯裡，一排排在窗台上，像是可以把媽媽喚回來似的。

生養兩個兒子之後，無論是在台灣上班，還是在美國Corvallis讀書打工，每次把孩子送到保姆家或幼兒園，聽著兒子的哭聲，看著孩子的眼淚，兒時的分離焦慮總會悄悄地爬回來。離婚後，與過動大兒子分離，不捨和虧欠一直揮之不去。

去一個沒有女人的地方

二〇一二年，老大過動哥入伍當兵前夕，剃了個平頭。兩次我為他餞行的聚餐，他的女友都未出現。吃完飯的回程，大兒子不得不跟我說，其實兩人已經分手好幾個月了。他說兩人真的不適合，吵得太多、太傷了，很痛苦，最後兩人決定分手，沒有什麼第三者。他說這樣正好，選擇去監獄當兵，去一個沒有女人的地方，好好安靜一下。

在車上，弟弟坐在副駕駛座，我的旁邊，不說話。原來，弟弟都知道。

我問大兒子：「怎麼沒跟媽說？」

大兒子：「不想讓妳擔心，我自己可以處理。我不想結婚，所以不願給她承諾。妳教我的，要誠實。」

我接著問：「這幾個月，你怎麼過的？」

他說：「每天跑步。有時，晚上躺在操場跑道上，一個人……」

又不是沒愛過，我懂，我懂，我淚如雨下。

兩個都是好孩子，兒子是真心的，我也知道要愛我們家兒子不容易，她是個好女孩兒啊！兩個我都心疼，每個愛過我們家兒子的女孩兒，我都特別疼惜。

因為第二天一早要上成功嶺，需要早些睡，還要整理行李，跟我道別後，大兒子下車，回他的租屋處。手握著方向盤，我沒開車上路，還是不捨，想再跟大兒子說說話。讓小兒子看著車，我下車追出去，沒追上，大兒子已進了公寓大門上樓去。我猶豫著要不要按門鈴或打他的手機。

回到車上，我發動車子，開上高速公路回家。一路上，一邊開，一邊哭，停不下來。想到過去這幾個月，他是怎麼過的？還有未來當兵的日子……什麼監獄，怎會選擇去那裡當兵？好好的戀情，也不是兵變，怎麼就這樣不要了？

小兒子一貫地安靜，坐在一旁，紅著眼，閉口不語，讓我盡情地哭。

直到車子駛出交流道，車速漸慢，我勉強可以不哭了。

小兒子問：「哭完了？」我點點頭。

曾經擁有是幸福

大兒子當兵，小兒子大部分時間住校。就這樣，沒有準備的，我開始了一段一個人的日子。

告別了永遠睡不飽、跟著過動兒子追趕跑跳碰、下班開飛車到學校接兒子、為協會打拚、上班加班、乾枯到生病的日子。好像才開始斷捨離，學會消去法，斷了所有檯面上的活動，遠離麥克風、鎂光燈，離了婚，生活只剩下兒子和工作。

突然，一切都安靜了下來。沒有老公，沒有需要我伺候的父母公婆，沒有參加不完的聚會和接不完的電話，沒有一家人等著我準備飯食，沒有買不完的菜和燒不完的飯，沒有洗不完的碗盤和衣服，沒有吵人睡眠的笑鬧和電視聲。

曾幾何時，我不想吃就不用煮飯。家裡要髒要乾淨隨自己，整理乾淨了，再自己把它弄髒弄亂。假日一人在家，想睡到幾點就睡到幾點。想要聽人說話，就把電視開著，陪我最多的是收音機裡的節目主持人。

買水果時，老闆問我怎麼不買蘋果，我沒告訴他蘋果是兒子愛吃的，現在我自己一個人，沒吃那麼多蘋果。菜攤老闆娘問怎麼買那麼少？我心裡一酸，趕快付錢離開，免得讓人看到我紅紅的鼻頭和眼中的淚。有時，豬肉攤老闆叫我買這買那，貼心的老闆娘猜到我兒子這陣子應該不在家，會唸她老公：「她吃不下那麼多，不要一直叫人家買啦！」為免老闆不好意思，也給自己台階下，我說：「老闆娘最了解我了，知道我們家鍋子沒那麼大，煮不了那麼多。」

有一天，我想送東西給一個賢慧的好鄰居。她不但孩子教得好，一向把自己打理得清爽樸實，也總把家裡打點得整齊乾淨。她打開門，我嚇了一跳，她不只看來沒精神，家裡也亂糟糟的。我送她五個麻豆老欉的柚子，她直說不要，說家中沒人，吃不了那麼多，硬是還了我兩顆，只留下三顆。原來是女兒到外地唸書，兒子早幾年也出外上班，不在台北。生活突然變真空，以前很有興致、本分地過日子的理由沒有了，不知買菜、煮飯、打掃為誰。原來她跟我一樣，正在面對和適應空巢期。但她還有老公在身邊，至少還有個人可以作伴、依靠。而我，別說老公了，連相依為命的貓咪也走了。

人總是這樣，失去，才知曾經擁有是幸福。

請你一定一定要相信

經歷這樣的孤單和空巢，我寫下〈請你一定一定要相信〉，在讀書會和部落格中分享。每次演講分享的場合，若唸到這一段，在場總會有母親眼眶泛紅。一位過動兒的母親告訴我，她把我寫的這段話列印出來，貼在房間，覺得灰心或過不去的時候，看看這段話，就可以幫助她平靜下來。

請你一定　一定　要相信

當你又為了過動的孩子生氣　發怒　失望和沮喪的時候
請你一定　一定　要相信
這些不會永遠沒完沒了

孩子在你身邊的時間　沒有你以為的那麼長
有一天　你會發現　一轉眼
孩子有了自己的生活　或　已不在你身邊

請珍惜現在時刻　點滴　的相伴

讓這些時光充滿了溫暖　美好　陪伴　和　愛

這些　都是他面對將來的養分

在監獄的那些日子

離開台北，安靜一下

或許是因為衝動，過動大兒子服替代役選擇去監獄。那時他剛結束一段戀情，想離開台北，去一個沒有女人的地方，沉澱一下心情，同時可以專心讀書。因為公家機關工作穩定，他原先計畫當完兵後試試看考公務員。但知道自己不是那種會考試的人，聽說監所管理員的錄取率較高，他便以成功嶺的高分選擇倒數的志願，想先去監獄見習，了解一下狀況。

沒想到連在那裡的役男，很多不是吸毒就是有前科，一堆刺龍刺鳳的，龍蛇混雜。那段日子，只要放假，大兒子會搭客運回台北來找我，買些受刑人做的蛋糕回來跟我一起分享，聊聊服役的情形。顯然，那些經驗對他是很大的衝擊。

等於坐監牢，只是我的囚房比較大

兒子觀察到監獄是個封閉、不見天日的地方。他說，牢房好小，全部躺下睡覺就擠滿了，有的睡在床上，有的打地舖。因為沒有空間，做運動只能上下原地抬腿；也沒有書桌，寫字是趴在地上寫的。

他說：「我要是那些受刑人，肯定會瘋掉，一關二十年，那麼小的房間，想到就受不了，寧可去死。」

對他而言，不論是在牢房裡還是牢房外，都是被關監牢。在那兒服役，也等於坐監牢，只是他的囚房比較大一點。大兒子心有所感，被關在牢房失去自由是很可怕的事，他說：「千萬不要衝動，不要心存僥倖，以身試法，再大的誘惑都不值得！」

他還發現犯人並不都像電影演的那樣兇神惡煞，也不見得如刻板印象都是沒知識的人。有的受刑人很有學問，文質彬彬，還會寫詩。有的獄卒都比他們粗俗多了，只是沒犯法而已。他說：「有時候，我的工作是要在他們放風時去檢查牢房，看有沒有私藏違禁品。有的人看的書和雜誌很有水準，像媽媽看的那種書和《天下》雜誌之類的。有人會寫日記、寫作，是讀書人。當然，我知道讀書人也有智慧型犯罪的，還有大哥的女人，也有人是冤獄頂罪、倒楣的。」

過動哥還發現受刑人不是生病就能保外就醫的，他看過半夜牙痛痛到在地上打滾的受刑人，反正痛不死。我們家過動哥牙齒不好，曾經牙痛夜裡睡不著，對受刑人牙痛不能就醫，特別能同理並為他們不平。

行為要端正，要圓融

大兒子告訴我在監獄這個封閉的系統，私底下有一套運作的潛規則，混得不好，會被玩死，是沒有保障和退路的。為了維持紀律，有所謂的「基本教練」，如果要修理、教訓人，不但打得看不到傷，也會在沒有攝影機的地方，或把攝影機遮起來。那些白目的、皮皮的、亂講話的小屁孩容易被修理或霸凌。兒子說，行為要端正，要圓融，不要讓人有把柄，否則可能會很慘。要如何做到圓融，他舉個例子：「譬如我剛進去時，還是菜鳥，有些受刑人會想試著跟我建立關係，以便日後幫他帶些菸和違禁品之類的。有人會請我抽菸或吃東西，我不能直接拒絕，連婉拒都要很自然，例如客氣地回答：『謝謝，我不抽菸。』或說：『謝謝，我剛吃飽。』這些互動最好在攝影機照得到的地方，盡量避開那些不安全的死角。」

有時候值夜班站哨，站到學長說鬧鬼最多的哨，鬼故事聽多了，過動哥把自己嚇得半死。還看到過跟手掌一樣大的黑色毒蜘蛛，還好都沒事。他說，媽媽，妳要知道：「有些在牢房外面的，比關在裡面的還壞。有時候，鬼都沒那麼可怕，人更可怕。不是被關起來的犯人都是壞人。那些在牢房外面的也有貪汙、幫忙帶違禁品的，擺明了公報私仇，誰得罪他就把誰盯到爆。也有大事化小、小事化無的，就當沒看見。」

幾年後，過動大兒子看到我在讀《16：是誰讓少年帶著痛苦與懼怕走完他的人生》。十六歲的過動少年凱凱是媽媽在監獄生下、被阿嬤帶大的過動兒，因為偷竊被判送到桃園少年輔育院接受感化教育，在少輔院中被霸凌虐待致死。閱讀此書，幾次讓我掩面流淚。過動哥深刻了解一個被關在監獄的過動兒，多麼容易惹禍上身：「比起那些受刑人，我這個過動兒比他們都還會思考。還好我會察言觀色，行為端正，有禮貌又圓融，不白目。那個十六歲的過動兒凱凱真的好可憐、太慘了。要是家裡有多教一點，或多一點社會歷練就好了。」

每次聽完大兒子有關監獄的分享，我心中除了感恩，還是感恩。

好像做了一個好長好長的夢

服完替代役，大兒子從監獄回家時的心情：「這輩子沒有這麼快樂過，重獲自由！」

他說：「我沒有後悔去監獄服役，還好我去了，至少我知道我不喜歡也不適合在監獄工作，沒有浪費時間和錢去補習考試，也意外地經歷了想都沒想過的事情。」

兒子還告訴我：「我最近覺得好像從夢中醒過來了。」

我問：「從什麼時候開始的？」

他說：「好像是從青春期以後，慢慢開始覺得過去好像做了一個好長好長的夢。」

是因為從小媽媽和老師的身教、言教？是因為這些年吃的苦，生活、學校、打工的磨練？還是因為時間到了，腦神經生理的轉變？那些慢熟的腦部執行功能漸漸發展成熟？還是在監獄服役的衝擊？

我們家過動哥不再是那個不知為何而拆桌子、拆椅子的過動兒。他說，不要衝動，行要為端正、要圓融，不要白目！

更感謝的是，後來，神給了我們一段贖回的時光。

人生，不就是掙口飯吃

爭到了，又能吃幾碗

「我們家三人都孤單，孤單到只剩下彼此。」與朋友聊天時，小兒子不經意的一句話一直在我心裡迴盪。二〇一七年，因著各種原因，我辭去了總經理的工作。

告別上班族生活的第一天，我坐在小攤子前，難得地享受熱騰騰的米粉湯、黑白切、燙青菜，還有老闆自己做的辣椒醬。以前上班的日子，不容易有如此的閒情。

老闆拌了一碗乾麵，叫夥計趁熱吃。看著年輕的夥計站著捧著麵碗，大口大口地吃，吃兩口放下碗，幫客人上菜，再回去端起碗大口吃，一臉飽足。真是餓了，這大概是工資之外，賺到的一頓溫飽。想起在大陸，看到工人在午餐時間，三個五個蹲在路邊，每人端著一個大碗，就像這個夥計，努力吃著碗中的飯食，吃飽了，好有力氣繼續上工，為生活打拚。

人生，不就是掙口飯吃！看多了辦公室政治操作、權力鬥爭，不解何需那麼多爾虞我詐、口是心非。爭到了，又能吃幾碗。

起初的心

一天，走在信義區香堤大道行人徒步區，看著辣媽、遊客、情侶、推著嬰兒車的媽媽人來人往，還有街頭藝人的表演，想起以前帶著孩子逛街、做公益的日子，已經離我好遠好遠了。現在，就在街頭，再次感受到生命的流動和傳承。停下了壓力極大的生活，對周圍的人事物，有完全不同的看見和感覺，起初的心回來了。過去好像是場夢，不知是現在夢醒了，還是又進入了另一個夢境。

一路走來，與一些過動兒的父母成為朋友，我們一起變老，看著孩子長大，發展狀況各有不同。我想了又想，面對ＡＤＨＤ，還可以做些什麼。沒什麼悲情，也沒那麼沉重和嚴肅，不想說教和講大道理，更不想像以前一樣地衝撞體制或修什麼法，只想更多的真實和陪伴。

《ＡＤＨＤ不被卡住的人生》

就在此時，我在亞馬遜（Amazon）上看到《Smart but Stuck》這本書。記錄了十一個ＡＤＨＤ青少年和成年患者的真實故事，有高中生、大學生、記者、電腦程式設計師、特教老師和母親。沒有包裝，只有真實。此書在亞馬遜非常暢銷，讀者評論和評分也相當高。

這些年來，無論是ＡＤＨＤ診斷標準、各種療法或資源，情緒面向的探討比較少，也是我自己一直想多了解的。因此，我馬上提案推薦遠流出版社購買本書版權，並盡速地進行翻譯。

本書的作者，臨床心理學家布朗博士在前言中寫道：「雖然有關過動症的研究不斷有進展，其中有一個面向卻一直沒有被觸及，就是針對每一個執行功能，『情緒』所扮演的角色，這本書要描述說明這個『失去的環節』。」布朗博士還說：「過動症的患者確實有高IQ的，他們因此而苦更久、更沒有支援，因為他們身邊的人誤以為這麼聰明的人不會因ADHD而苦。」從這些故事看到生命可以不被卡住，聰明才智可以被釋放、破繭而出，是一件多麼美好的事！

翻譯書稿時，我們家過動兒已過了而立之年，不再是過動「兒」，已在職場工作了好些年。也就在我書寫本書的此時，《Smart but Stuck》的繁體中文版以「ADHD不被卡住的人生」為名，於二〇一八年十二月出版上市。因著此書，我認識了台灣更多ADHD青年與成年人，更多真實故事和生命經驗的連結，不斷豐富了我的生命。

一起過日子

回到生活基本面

從小，跟著媽媽在廚房張羅晚餐，覺得做菜的香味就是家的味道。離婚後，為了生計，在非營利組織和企業界工作了十幾年，常常加班、出差。週間，就算在台北，冰箱有時也空空的，不見得開伙。有時，夜幕低垂，走在巷弄間，聞到大蒜爆香、炒青菜、乾煎魚的味道，好像分到了別人家廚房飄出來的幸福。

結束了十幾年上班族的生活後，我開始在家工作，接專案和翻譯寫作。與此同時，大兒子遠距工作，有時在大陸，有時在台灣，在台北時就住在家裡。我們各據家中一個角落，筆記型電腦加手機，一鍵連結天下，外加電視、音響和耳機。工作之餘，有好的文章、節目或新聞，也會彼此分享討論；有時看看政論節目，輪流發表高見。實實在在的家工作室，回到生活基本面。

不需下班飆車飛奔到孩子的學校，沒有遲到接孩子的罪惡感，也不需羨慕別人家飄出的幸福菜飯香。我三餐定時放飯，茶水隨時供應，藍芽喇叭連接電腦，隨選輕快爵士或巴哈獨奏，還有小小陽台的新鮮空氣和風景。我每天下廚，一鍋紅燒肉，一盤青菜，蘿蔔排骨湯，配上糙米飯。須外出開會沒時間做飯時，就蒸包子、煮水餃或到樓下吃米粉湯。週末睡到自然醒，有時小小的放縱，喝杯珍珠鮮奶茶，兒子看線上遊戲國際賽事或街舞大賽，我享受我的閱讀。

沒想到在空巢期之後，還可以有一段這樣的時光！不曾這麼安靜地和過動大兒子一起過日子，感謝上帝給我這個機會，彌補我離婚之後的虧欠，修復彼此的關係，像是贖回的時光。

最美妙的讚美

如此朝夕貼近相處，我才注意到十年來，大兒子發展出一套自己的生活習慣，有些方面好獨立，有些方面讓人心疼。從洗衣、曬衣、採買、煮食、整理到開車，我一步步跟他分享我的方式和做法。我跟兒子說，無論將來有沒有伴，一定要會照顧自己。尤其是開車，因為ＡＤＨＤ患者超速和吃罰單的機率較高，我訓練他養成開車的好習慣和紀律。我教他如何挑選新鮮、好吃又不貴的食材，如何烹煮健康、美味又簡單的飯食。兒子也說，想當年媽媽在他這個年紀，上有公婆父母，下有過動兒，不但工作賺錢和出國唸書，還懷著第二胎做論文，太厲害了。

每天吃我做的飯，兒子不但覺得幸福，還封我為「巧手師傅」。他告訴我以前在學校附近覓食的情形：「以前口袋裡沒多少錢，肚子餓，買一個便當吃不飽，再買一個又吃不完，而且下一餐的錢就沒了。現在可以一邊工作，還聞到煮飯香，好吃、健康又吃得飽。」他常在嚐了第一口後，忍不住讚嘆：「怎麼這麼好吃?!媽，妳是怎麼做的？」那真是人世間最美妙的讚美！

兒子跟我預約，一定要教會他這幾道人間美味：香菇雞湯、雞肉小魚蔬菜粥和酸辣湯。其實，都是一般的家常菜，也沒什麼昂貴的食材，不過是新鮮和用心。那是山下鄰居農婦天沒亮的採收，我早起去買的，比起以前兒子學校附近小小黃昏市場的菜，當然不同。我超愛夏天現挖的新鮮竹筍，涼拌綠竹筍的鮮甜，真是人間美味。新鮮竹筍不是要買就買得到的，而且要一大早現挖，否則見了光，筍尖變綠，會有苦味。綠竹筍、毛筍、桂竹筍，各有不同風味，雨後春筍最是美味。

我們一家三口吃飯，非常熱鬧，總有聊不完的話題。憶起小時候過動哥幹過的好事，什麼「尿尿消防隊」、「鞋子裡倒牛奶」、「沙拉油溜冰場」（在鄰居家，把油倒在地板上）、「霹靂花炸信箱」、「拆拆樂」（拆桌椅）……哥哥創意和點子不斷，簡直是罄竹難書。那些當時讓我氣到爆炸的事，如今成為餐桌上的下飯小菜。

四大天王

大兒子養成很多好習慣，如運動，並負責洗碗、洗衣服和倒垃圾。每次出門，他有個標準動作，上下左右，各拍一次檢查一遍，看看四大天王（手機、鑰匙、錢包、雜物包）是否都帶了。他show給我看背包裡的雜物包裡有衛生紙、行動電源、隨身碟、梳子……好有意思，他自有一套搞定自己丟三落四的方法。

我一直知道生活的次序感和結構對過動兒很重要，過動兒需要的是輔導和紀律，不是縱容。其實，我是一個嚴格的母親，界線和日常規範相當清楚。雖然在家工作，仍要定時起床上工，三餐定時，物品用完歸回原位，證件和重要文件要收好（免得常常不見），檔案分類整理保管（需要時才找得到），有效率的行程安排（盡量避免忘記約好的行程），簽署重要文件之前要看清楚內容（記取以前的教訓，知道自己簽署了什麼）等，這些是我知道過動兒需要幫助的地方，還是我的自我要求或完美主義？

我滿心焦急地想彌補，一心想著大兒子將有自己的生活和家庭，要趁現在趕進度，幫他做準備。但是，兒子有他自己的做法和堅持，我的善意和心急，他不見得照單全收。有時難免會起摩擦，在衝突的當下，往往因為衝動，兩個人的理智線同時斷掉，他氣得打包走人，不止一次。

小兒子勸我：「媽，妳就忍一忍吧！哥哥還會跟妳住在一起幾年？妳期望他像一個普通人一樣生活，這跟要智障兒學數學、英文有什麼兩樣？妳急著想彌補過去沒教他的，但他已不是小孩，不是青少年，他已經三十歲了！這就是他，過動不過動，是他的命，他的人生，妳能怎麼樣？」

小兒子說得我無言以對，泣不成聲。

那些兒子教我的事

吃苦和務實

因為單親，兩個兒子都懂事，大學時期就得打工賺錢，也都有自己在外租屋生活或住校的經驗，比我還能吃苦和節儉。

小兒子從小，吃不完的便當捨不得倒掉，破掉的襪子、內衣褲也捨不得丟。我只好趁他不注意偷偷地丟，連捐到舊衣箱都不用，那麼破，捐出去人家都沒辦法穿。但兒子不是不懂得吃穿，他們是懂得吃好滋味的，真要打扮起來，更是青出於藍。尤其在舞台上或工作場所，小兒子非常認真地打理自己，除了穿著打扮，還要維持身型和體力，他說那是敬業精神。看到兒子這樣地省吃儉用，能屈能伸，還挺佩服的。

改變工作型態後，我賺到了生活品質和贖回的時光，但收入銳減，生活方式也跟著改變。不需要高跟鞋和套裝，一切回到基本面。小兒子提醒我：「妳現在不是總經理了，應該盡量把存款留下來，拿來繳交費用和貸款等必要支出。」是的，我認同。以前買菜，因時間和體力不夠，總以健康、省時方便和想吃為考量。現在，不但要省錢，還要環保愛地球，盡量買當季本土的蔬果和食物，善用珍惜每一樣食材。漸漸不買不需要的東西，也改變了購物習慣。

兩隻透抽

小兒子說，整個經濟情勢不好，收入又不豐，更要懂得理財。我同意，要知道如何處豐富，也要能處卑賤。兒子教我信用卡可以累積點數換現金，積少成多，還可以善用折扣優惠。小兒子試算交通成本，比較開車、坐捷運、騎機車的平均成本，從停車費、燃料稅、牌照稅、保險費、定期保養和驗車，到每次加油跑幾公里。跟著兒子一起到韓國首爾或日本大阪輕旅行，英文不見得那麼行得通的地方，看著小兒子網路訂房、手機GPS定位找路、搭地鐵、找好吃的餐廳，同時算匯率、網路銀行支付、手機APP轉帳、記帳。兒子還可以和不會講中、英文的日本房東當場以手機翻譯雙向溝通，一切搞定，比我還會過日子。

有一次，我對發票中了獎，去郵局兌換四百元獎金。回家的路上，經過小市集賣海鮮的攤位，突然想來點小確幸，便把中獎的四百元買了兩隻透抽，想給孩子們加菜。那天的餐桌上，大家吃著兩隻透抽，小兒子藉此機會教育，經濟狀況不好，賺到的錢都不夠用了，應把意外之財存起來，而不是馬上花掉，這樣才有可能存錢。挺有道理的，兩隻透抽又讓我學了一課！

一天，跟大兒子一起逛街。肚子餓了，便在捷運地下街覓食果腹，大兒子教我如何不花太多錢吃「不那麼垃圾的」食物。在轉運站，兒子帶我上上下下，熟門熟路地轉了兩、三條線。累了，我就在捷運上，靠在兒子肩膀上，小瞇一下。

跟兒子學的還有好多，電腦操作、經營ＦＢ粉絲專頁、照相取景、照片修圖、養成檔案備份存外接硬碟或雲端的習慣，就不怕小偷偷了（以前在辦公室，電腦備份的事，ＩＴ部門會處理）。以前，我幫孩子做行為改變技術，加分記點，換獎勵；現在，孩子幫我按讚，誇我有進步，還封我「巧手師傅」！

兒子的禱告

晚上睡前，如果兩個孩子在台灣、在家，他們會到我的床上，三個人一起禱告。我們先聊聊各自感恩的事和想跟神說的話，再彼此輪流代禱代求。大兒子的禱告詞向來直接，有時，他會為我祈求：「請上帝不只讓媽媽累積天上的財富，也要給媽媽一些地上的財富。」

我知道兒子已長大了，懂得媽媽的辛苦了。

打開生命不一樣的窗

你的過動兒長大了嗎？

淡出協會十幾年，三不五時就有朋友問我，妳的過動兒長大了嗎？他還過動嗎？他好了嗎？以前有吃藥嗎？治療有用嗎？他現在做什麼？有當兵嗎？有女朋友嗎？結婚了嗎？也有看著他長大的朋友說：「妳看他長得多好多帥啊！就知道他不是過動兒嘛！」

我們家過動兒是他自己，不是「我的」；而且，ＡＤＨＤ與長得帥不帥、好不好無關，也不是一句「已經好了」或「還沒好」就可以交代的。跨越不同的年齡層，過動症的患者各有樣貌，不同的嚴重程度、個性、智商、喜好和生活脈絡，不是一個診斷、一個格子、一個標籤可以框架概括的。

多年來，為數廣大的ＡＤＨＤ患者及其家庭成就了相關研究報告和統計數字。同時，許多人更想知道真實的過動兒故事，不需要名人或功成名就的故事，而是平凡活著、更接地氣的故事。尤其過動兒的父母親，看到或聽到別人家過動兒長大、畢業、追夢、就業、成家，無論順與不順，好像是安慰，是激勵，覺得不孤單，甚至好像比較有盼望。我們家的故事從來就不是樣板，更不是模範，我只是有勇氣分享，面對自己的挫折、無助和認真努力。

《ＡＤＨＤ不被卡住的人生》出版上架沒多久，好幾位ＡＤＨＤ青年透過ＦＢ粉絲專頁找到我，他們在書中看到孩子或自己的影子和過去，也告訴我他們的故事，讓我對ＡＤＨＤ不同的樣貌有了更深刻的認識。因為翻譯此書，對ＡＤＨＤ失去的環節「情緒」，我有了進一步的認識，也建立了更多珍貴的連結，我的ＡＤＨＤ拼圖，更豐富地長出了新的一塊又一塊。

不只是一段續回的時光

回首過往，兒子的成長歷程歷歷在目，記得他還是個國中生，記得他大學畢業，還有服完替代役時的樣子。如今，兒子已在職場工作了好些年。他經歷過為五斗米折腰的生活，嘗過常吃不飽的日子，也談過戀愛，愛過痛過，學到親密關係和婚姻是大事，不能憑衝動喜歡就好。生活歷練讓他懂得感謝媽媽不但教了他一些好習慣，尤其堅持品格最重要。

感恩的是，在各自經歷了一段人生的高山低谷後，我們有了一段續回的時光，這段時間正好是我翻譯《ＡＤＨＤ不被卡住的人生》和書寫本書時。只要兒子在台灣工作的日子，會住在家裡，透過電腦各自與世界連結，我們在同一個屋簷下工作和生活，一起建立尋找生活的結構和節奏。有時我的靈感來了，在電腦前面工作到深夜，過動兒子會提醒我應該早些睡。有時，兒子在自己規律運動之餘，會陪我走山，他跑步，我健走。有時，我的不滿與情緒會往肚子裡吞，兒子會勸我要找出口發洩出來，否則我塞滿了忍不住的時候，他會是那個倒楣被遷怒的對象。

更感恩的是，這不只是一段贖回的時光，我一邊翻譯書寫ＡＤＨＤ的故事，並有機會與兒子討論核對他的感受和看法。這過程，讓我們一起回顧了這段過動人生，有時會有不一樣的角度和看法，不但有趣，還很療癒。

感恩與盼望

我在家裡一方小陽台上放了個小砵，每天放些穀物，早上各種鳥兒會來造訪，嘰嘰喳喳好熱鬧。天上的飛鳥，不撒種也不收割，天父尚且養活牠們，人生一定有可孕育的希望，那就是盼望。

佛洛依德說「天下沒有完全正常的人」。洪蘭老師說「人人有怪癖，很多人是介於正常與不正常的灰色地帶」。布朗博士說「其實，我們每個人都一樣，都在施工中（work in progress）」。無論過動不過動，有沒有ＡＤＨＤ，生命本身就是奮鬥，面對、解決問題是本分。我與兩個兒子常在睡前一起禱告，為每天的平安返家，健康起床，有工作可忙，有夢可追，獻上感恩。

如果，我的生命還有一點故事值得分享，要感謝兩個不一樣的孩子，打開了我生命不一樣的窗。

做自己的張老師——李蓉的故事

李蓉任教於國小，年輕時接受過「張老師輔導專線」訓練，輔導陪伴了許多人。先生任教於大學，是學校裡被看好的青年才俊。三十歲時，李蓉生下兒子奕廷，兩年後又生了女兒。兒子不到兩歲，李蓉就看出他有問題，各方面發展都慢，兩歲半才會叫爸爸媽媽，遇到事不是抓自己的頭或身體，就是撞牆。

奕廷是長孫，夫家對他的重視和寵愛無以復加。面對兒子的問題，李蓉就自己所知向公婆解釋，遺傳、產程過長或腦部缺氧都是可能的因素。公婆各自強調「我們家族這邊可沒有問題喔！」然而事實上，夫家家族中不是老亞斯就是大亞斯，一個個「耳朵閉緊緊，嘴巴張開開」自說自話，李蓉只能無奈地看著聽著。她的存在好像就是要撐托這個家族的幸福似的，身為母親，她一肩扛下兒子教養的責任和重擔。

李蓉知道孩子有問題，但沒有對策。從氣功灌氣到感覺統合，還去了不止一家感統治療中心。一個星期兩次，治療師聲稱為孩子客製化設計一套課程，不斷地拍球和對牆推球，練到兒子發脾氣、摔東西，苦不堪言，母子之間的信任都沒了，最後決定停止感統治療，另尋答案和出路。李蓉帶著孩子去過長庚、台大、桃園療養院、台中中山等各大醫院，孩子六歲時，確診為過動、學障和輕度智障。第一次面對診斷結果，大哭一場後，開始思考「怎麼辦」。李蓉沒問過：「為什麼是我？」她說：「這麼問，意味著應該是別人。」

不斷地摸索、找方法，除了打電話到中華民國過動兒協會尋求幫助，開始讓兒子嘗試藥物治療，也帶著孩子每星期去桃園療養院做行為治療，並參加過動兒團體。隨著兒子的成長和治療，與桃療的醫師、心理師和社工，發展出長期良好的醫病關係，他們在李蓉幾乎撐不下去的時候，適時地給予幫助。

雖然孩子的腦袋是先天遺傳來的不能改變，但家庭和教育還是可以做些什麼。在李蓉的耐心教導之下，奕廷認得非常多字，也會簡單的算術，會操作計算機，會算錢，也有長度概念。身為老師，學生教多了，時間教久了，她知道學生什麼樣資質的都有，上智下愚，個別差異很大，要有合理的期待，不能奢求。兒子的智力屬輕度不足，不需到特教班就讀，所以決定讓孩子讀普通班，刺激和學習的機會較多。她低姿態地配合孩子的老師（也是同事），但從不要求孩子的課業成績。奕廷因為多了與一般人互動的機會，社會化與人際互動都很不錯。

奕廷十一歲時，由於醫生看診過程有了新的發現，重新評估的結果確診為輕度智能不足與亞斯伯格症，兒子因此領了多重障礙手冊。診斷名稱雖然改變，但面對的兒子和問題是一樣的。李蓉懂得尋求資源與支援，二十多年來，因著桃療的幫助、好友的支持，以及不斷地吸取與兒子障礙的相關知識，這對母子和家庭逐漸從混亂走向穩定。

過程中，因參加協會的活動張開了觸角，並且與中原大學特教系的接觸，請該系學生當奕廷的家教，累積了更多的經驗。李蓉拋掉夫家傳宗接代的包袱，也不管面子問題，更不怕被人貼標籤。本來文字工夫就好的李蓉，開始寫文章刊登在協會會訊，也在報章刊物上分享經驗。此外，李蓉也自我推薦到其他的學校去演講，接受公共電視台的拍攝與報導，以「母親」加上「老師」的親身經驗，讓更多人認識過動兒和亞斯兒。身為教育第一線的工作者，她深覺只要老師多一些接納與包容，孩子就能過得快樂些、成長得好些，更可以減少將來的社會問題。

上班教書、顧家又照顧兩個孩子，李蓉一個人撐起一個家。孩子的爸爸選擇忙碌以避開責任。其實不需家族病史即可看出，兒子的亞斯來自爸爸。一路走來，生活裡一老一小兩個亞斯，李蓉勉強維持著婚姻，只因兒子仍然需要父親。冰雪聰明的女兒常被忽略，不吵不鬧得讓人心疼。媽媽每晚哄哥哥睡後，安靜的妹妹會倚在臥房門邊輕聲地懇求：「媽咪，可以抱抱我嗎？」一分不到媽媽關愛照顧的妹妹，夜裡尿床及惡夢不斷。還好後來有桃療社工輔導與協助，李蓉也調整自己對兄妹倆的關注分量，妹妹的情況漸漸好轉。

小學還沒畢業，李蓉就開始思考兒子國中要到哪裡唸。國中三年級，又開始思考高中去哪裡讀。高中還沒畢業，就開始尋找下一階段的安置機構。教養機構的安置不但要符合資格，還要提早申請排隊等候缺額。為奕廷安排安置機構的過程中，曾經被一家最適合的機構拒絕，理由有二，一是家庭不夠弱勢（不是單親或低收入戶）；二是擁有的資源較多。

「不夠弱勢，沒有家庭功能不全，是因為我為了孩子用力撐著婚姻，難道這樣撐著錯了？資源較多，是因為我拚了命去爭取來的，難道要因此懲罰一個努力的母親嗎？」李蓉哭著力爭。

這樣的吶喊，感動了機構承辦人，也成全了這位勇敢盡職的母親，奕廷終於進入安置機構。這些年，李蓉從教職退休，多了時間力氣讓她能回饋社會，也把自己照顧得好些。問她回頭望有什麼想法？她說：「所有能做的都做了，沒有後悔，感謝自己的堅持和桃療團隊的幫助。年紀大了，沒什麼不能放下的，感情很薄，沒什麼牽絆。」

過動哥的話

其實，我對於自己是過動兒這件事，並沒有太多想法。我求學過程中的校園生活，跟許多小孩一樣，因為有母親幫我做公關，收拾很多我的爛攤子。還有，父母親給了我還算討人喜歡的外表，比較容易跟人打成一片。我不但過動又調皮搗蛋，是孩子王，常帶著小朋友一起搞破壞，不但沒有被霸凌，還會幫助一些在班上不受歡迎的小朋友，希望大家和睦相處。

小學高年級以後，我的過動症狀好像比較舒緩，漸漸地沒有那麼過動，但還是很難靜下心，長時間專心於較深入的心智活動。例如做報告，需要整合一些亂七八糟的資訊和資料，我會覺得吃力，尤其是我沒有興趣的主題，會覺得更困難。畢業進入職場後，我從事的是基層的工作，職能偏向銷售和業務，提供服務和與人互動較多，較少需要處理大量的資料和報表報告，還算得心應手。

母親自我要求非常高，對我們的管教也相當嚴格，尤其是品格操守、待人處世和生活習慣。但是，對於我們想要做什麼、學什麼、玩什麼、交女朋友，媽媽是很民主的，讓我們做我們喜歡做的事，只要不傷天害理，給我們很多自己思考和選擇的空間。母親一直都有讀書的習慣，三不五時會分享一些世界趨勢、不錯的文章或論點，來刺激我們思考某些事情。然後大家會來一場不同想法的辯論，沒有絕對的對錯，只有分享跟討論。

弟弟一直以來都是我的好夥伴。小時候我們一起搞破壞，一起打電動；長大以後，雖然無法像小時候那樣膩在一起玩，但在生活上，我們會互相幫助，彼此分享學習和成長。弟弟對「人性」有深入的了解和洞察力，對於兩性關係也有獨到的見解，我稱他為「頭腦清楚的人」。無論碰到什麼困難的事情，從人生、兩性關係到各種社會議題，弟弟都是我最好的分享對象，我們一起探討這些發生在我們四周、很複雜又沒有辦法逃避的事情。

大多父母都望子成龍、望女成鳳，我的媽媽應該也不例外，但就算我們沒有成為人中龍鳳，也沒關係。媽媽看重的是態度，只要我們認真努力過，結果如何，沒關係。我們有一些共同的價值觀，很多事情不是單純以結果、利益或金錢來看的。

「品格」一直是我們家最看重的。從小到大，看過許多形形色色的人，也經歷人情冷暖，我們知道一個人最重要的是品格，而不是這個人的社會地位或財富。另外，「獨立自主」是母親從小就訓練我們的，人一定要靠自己，這些都深深地植入我心裡。我遲早要在社會上獨立生活，母親不可能永遠在我身邊。不管多辛苦、坎坷，都要努力靠自己，要培養自己謀生的能力與生活的智慧。

養育一個過動兒真的非常辛苦。因為生養了我這個過動兒，媽媽吃了好多苦頭和委屈，也道了很多的歉，在過動兒還不那麼被認識的年代，媽媽當先鋒成立中華民國過動兒協會，從無到有，是一件很不容易的事，承受了很多的誤解和指指點點。經過努力，媽媽幫助過動的特殊孩子可以比較被社會認識、接納，以及有特殊教育法的保障。台灣所有的過動兒和父母，包括我這個過動兒在內，都應感激媽媽的付出。

祝福媽媽「母親節快樂」！

弟弟的話

自有記憶以來，對我而言，我的哥哥就和每一個人的哥哥一樣。雖然我知道哥哥是過動兒，但因沒有與所謂「一般」的手足一起成長的經驗，無從比較，一切的「特別」好像都是理所當然。長大後，和朋友或同學討論、互動，才發現原來我的世界和其他人非常不同，包括家庭的觀念和看法。

國中時，面臨了父母離婚的衝擊，我必須適應僅有我和媽媽的兩人小家庭。這衝擊成了我成長的動力。當時媽媽因工作賺錢，常需加班和出差，培養了我獨立生活的能力，無論是做飯、洗衣服、看病，全都可以自己打點。

接受度和適應力很高的我，不但很快適應了單親家庭，挑戰了孤獨，也盡量不讓自己成為身邊人的負擔。我學會不責怪爸爸媽媽，寬容面對身邊不同的人，並努力生活，為自己負責。因為成長過程中，這些看似是困境的種種，才有今天的我，以這樣的態度，努力地活著，好好地活著。

媽，您一直是我和哥哥最好的榜樣，我們一起學習慈悲和包容，品格一直都是您最在乎的。這三十多年來，您最值得驕傲的，莫過於我們都一再嘗試成為更好的人。

媽媽真的辛苦了，母親節快樂！

善欣的ADHD書單

- 《不聽話的孩子？》（Maybe You Know My Kid），1996，瑪麗．福樂（Mary Fowler）著／何善欣譯，商業周刊出版，城邦文化發行。
- 《不聽話的孩子？》（Maybe You Know My Kid）（最新增訂版），2001，瑪麗．福樂（Mary Fowler）著／何善欣譯，新手父母出版，城邦文化發行。
- 《最棒的過動兒——兒童健康成長故事集3》，1997，何善欣著，心理出版社。
- 《我愛小麻煩》，2000，何善欣著，平安文化。
- 《過動兒父母完全指導手冊》（Taking Charge of ADHD），2002，羅素．巴克立（Russell A. Barkley）著／何善欣譯，遠流。

- 《過動兒父母完全指導手冊》（Taking Charge of ADHD）（修訂版），2014，羅素・巴克立（Russell A. Barkley）著／何善欣譯，遠流。
- 《如何養育叛逆的孩子》（The Defiant Child），2003，道格拉斯・萊利（Douglas A. Riley）著／何善欣譯，新手父母出版，城邦文化發行。
- 《我是男生，我喜歡跳舞》，2004，何善欣、郭力揚著，久周文化。
- 《亞斯伯格症》（Asperger's Syndrome），2005，東尼・艾伍德（Tony Attwood）著／何善欣譯，久周文化。
- 《亞斯伯格症實用指南》（Asperger's Syndrome），2015，東尼・艾伍德（Tony Attwood）著／何善欣譯，健行文化。
- 《ＡＤＨＤ不被卡住的人生》，2018，湯馬士・布朗（Thomas Brown）著／何善欣譯，遠流。

● 《16：是誰讓少年帶著痛苦與懼怕走完他的人生？》，2016，王美玉、午台文著，時報出版。

國家圖書館出版品預行編目資料

謝謝你，來到我身邊：這些年，過動兒教我的事
/ 何善欣（ADHD過動媽善欣）著. -- 初版. --
臺北市：平安文化, 2019.5 面；公分. --
（平安叢書；第0630種）（親愛關係；25）

ISBN 978-957-9314-27-5 （平裝）

1.過動兒 2.親職教育

415.9894 108005506

平安叢書第0630種
親愛關係 25

謝謝你，來到我身邊
這些年，過動兒教我的事

作　　者—何善欣（ADHD 過動媽善欣）
發 行 人—平雲
出版發行—平安文化有限公司
台北市敦化北路 120 巷 50 號
電話◎ 02-27168888
郵撥帳號◎ 18420815 號
皇冠出版社（香港）有限公司
香港上環文咸東街 50 號寶恒商業中心
23 樓 2301-3 室
電話◎ 2529-1778　傳真◎ 2527-0904
總 編 輯—龔橞甄
主　　編—許婷婷
責任編輯—張懿祥
美術設計—嚴昱琳
著作完成日期— 2019 年 2 月
初版一刷日期— 2019 年 5 月

法律顧問—王惠光律師

讀者服務傳真專線◎ 02-27150507
電腦編號◎ 525025
ISBN ◎ 978-957-9314-27-5
Printed in Taiwan
本書定價◎新台幣 300 元 / 港幣 100 元